华西医学大系

解读"华西现象"

讲述华西故事

展示华西成果

谈谈"心"事

——细说获得性心脏病

TANTAN "XIN" SHI

——XISHUO HUODEXING XINZANGBING

主 编◎ 郭应强 陈 秒 叶燕琳

四川科学技术出版社
·成都·

图书在版编目（CIP）数据

谈谈"心"事：细说获得性心脏病 / 郭应强，陈秒，
叶燕琳主编 . —— 成都：四川科学技术出版社，2025. 5.
ISBN 978-7-5727-1787-1

Ⅰ . R541

中国国家版本馆 CIP 数据核字第 2025EZ5423 号

谈谈"心"事
——细说获得性心脏病

主　编　郭应强　陈秒　叶燕琳

出 品 人　程佳月
策划编辑　鄢孟君
责任编辑　刘　娟
校　　对　刘珏伶
封面设计　象上设计
版式设计　木之雨
责任出版　欧晓春
出版发行　四川科学技术出版社
地　　址　四川省成都市锦江区三色路 238 号新华之星A座
　　　　　传真：028-86361756　邮政编码：610023
成品尺寸　156mm×236mm
印　　张　10.75
字　　数　215千
印　　刷　成都兴怡包装装潢有限公司
版　　次　2025 年 5 月第 1 版
印　　次　2025 年 5 月第 1 次印刷
定　　价　55.00 元
ISBN 978-7-5727-1787-1

《华西医学大系》顾问

《华西医学大系》编委会

本书编委会

主　　编：郭应强　陈　秒　叶燕琳

副 主 编：钱　宏　古　君　康哲锋

编　　委：冯　凰　李　源　李　星　魏丽娟　朱　玥

　　　　　陈　黎　黄迎春　石　峻　刘　玥　吴柄刚

　　　　　史杰蔚

插　　图：吴柄钢　刘　玥

《华西医学大系》总序

　　由四川大学华西临床医学院/华西医院（简称"华西"）与新华文轩出版传媒股份有限公司（简称"新华文轩"）共同策划、精心打造的《华西医学大系》陆续与读者见面了，这是双方强强联合，共同助力健康中国战略、推动文化大繁荣的重要举措。

　　百年华西，历经120多年的历史与沉淀，华西人在每一个历史时期均辛勤耕耘，全力奉献。改革开放以来，华西励精图治、奋进创新，坚守"关怀、服务"的理念，遵循"厚德精业、求实创新"的院训，为践行中国特色卫生与健康发展道路，全心全意为人民健康服务做出了积极努力和应有贡献，华西也由此成为了全国一流、世界知名的医（学）院。如何继续传承百年华西文化，如何最大化发挥华西优质医疗资源辐射作用？这是处在新时代站位的华西需要积极思考和探索的问题。

　　新华文轩，作为我国首家"A+H"出版传媒企业、中国出版发行业排头兵，一直都以传承弘扬中华文明、引领产业发展为使命，以坚持导向、服务人民为己任。进入新时代后，新华文轩提出了坚持精准出版、精细出版、精品出版的"三精"出版发展思路，全心全意为推动我国文化发展与繁荣做出了积极努力和应有贡献。如何充分发挥新华文轩的出版和渠道优势，不断满足人民日益增长的美好生活需要？这是新华文轩一直以来积极思考和探索的问题。

基于上述思考，四川大学华西临床医学院/华西医院与新华文轩出版传媒股份有限公司于2018年4月18日共同签署了战略合作协议，启动了《华西医学大系》出版项目并将其作为双方战略合作的重要方面和旗舰项目，共同向承担《华西医学大系》出版工作的四川科学技术出版社授予了"华西医学出版中心"铭牌。

人民健康是民族昌盛和国家富强的重要标志，没有全民健康，就没有全面小康，医疗卫生服务直接关系人民身体健康。医学出版是医药卫生事业发展的重要组成部分，不断总结医学经验，向学界、社会推广医学成果，普及医学知识，对我国医疗水平的整体提高、对国民健康素养的整体提升均具有重要的推动作用。华西与新华文轩作为国内有影响力的大型医学健康机构与大型文化传媒企业，深入贯彻落实健康中国战略、文化强国战略，积极开展跨界合作，联合打造《华西医学大系》，展示了双方共同助力健康中国战略的开阔视野、务实精神和坚定信心。

华西之所以能够成就中国医学界的"华西现象"，既在于党政同心、齐抓共管，又在于华西始终注重临床、教学、科研、管理这四个方面协调发展、齐头并进。教学是基础，科研是动力，医疗是中心，管理是保障，四者有机结合，使华西人才辈出，临床医疗水平不断提高，科研水平不断提升，管理方法不断创新，核心竞争力不断增强。

《华西医学大系》将全面系统深入展示华西医院在学术研究、临床诊疗、人才建设、管理创新、科学普及、社会贡献等方面的发展成就；是华西医院长期积累的医学知识产权与保护的重大项目，是华西医院品牌建设、文化建设的重大项目，也是讲好"华西故事"、展示"华西人"风采、弘扬"华西精神"的重大项目。

《华西医学大系》主要包括以下子系列。

①《学术精品系列》：总结华西医（学）院取得的学术成果，学术影响力强。②《临床实用技术系列》：主要介绍临床各方面的适宜技术、新技术等，针对性、指导性强。③《医学科普系列》：聚焦百姓最关心的、最迫切需要的医学科普知识，以百姓喜闻乐见的方式呈现。④《医院管理创新系列》：展示华西医（学）院管理改革创新的系列成果，体现华西"厚德精业、求实创新"的院训，探索华西医院管理创新成果的产权保护，推广华西优秀的管理理念。⑤《精准医疗扶贫系列》：包括华西特色智力扶贫的相关内容，旨在提高贫困地区基层医院的临床诊疗水平。⑥《名医名家系列》：展示华西人的医学成就、贡献和风采，弘扬华西精神。⑦《百年华西系列》：聚焦百年华西历史，书写百年华西故事。

我们将以精益求精的精神和持之以恒的毅力精心打造《华西医学大系》，将华西的医学成果转化为出版成果，向西部、全国乃至海外传播，提升我国医疗资源均衡化水平，造福更多的患者，推动我国全民健康事业向更高的层次迈进。

《华西医学大系》编委会

2018年7月

前　言

中华民族对心脏的探索早在几千年前就已开始。《黄帝内经》描述心脏"心者，君主之官也，神明出焉"，即心脏不仅承载着生命的脉动，更是情感与思想的源头。然而，随着现代生活方式的改变，获得性心脏病的发病率逐年上升，成为全球公共卫生领域必须面对的重要挑战之一。为了提高社会对获得性心脏病的认识，四川大学华西医院心脏大血管外科团队汇聚专业知识与临床经验，精心编撰了这本《谈谈"心"事——细说获得性心脏病》。

本书旨在以通俗易懂的语言，为广大读者揭示获得性心脏病的多样性及其发生机制。我们通过对获得性心脏病的详细解读，带读者走进这个看似遥远却与生活密切相关的话题。书中将介绍心脏病的常见类型、临床表现、诊断手段以及治疗方法等，希望能够让读者建立起对获得性心脏病的全面认识，从而增强自我保护意识。

健康的心脏是生活的基石，而心脏病的预防与治疗，则需要全社会的共同努力。我们鼓励读者不仅要阅读本书，还要切身参与到关爱心脏健康的行动中来。我们希望通过本书对于心脏疾病的介绍，启发读者关注日常生活中的细节——均衡的饮食、适度的运动、良好的心理状态，这些看似简单的因素，都是保护心脏健康的关键。

　　在此，我们衷心希望，本书的出版，能够使更多的人意识到心脏健康的重要性以及获得性心脏病日常预防的必要性。心脏病不可怕，关键在于我们是否能及时认识和采取有效措施防治。在今后的日子里，我们愿与所有读者一起，携手关注心脏健康，拥抱美好生活。愿这本书能够带给读者启发与帮助，让我们一起从"心"开始，关注生命的每一次心跳，携手守护"心"健康。

郭应强

2024年9月20日

目录
CONTENTS

护理篇 获得性心脏病的围手术期护理

问题篇 获得性心脏病50问

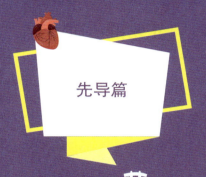

先导篇

获得性心脏病概述

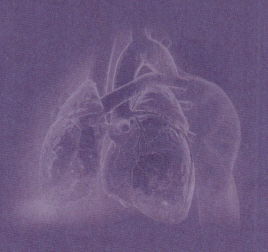

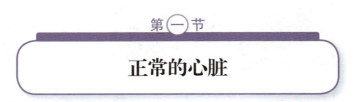

第一节

正常的心脏

一、心脏的样子

正常的心脏位于胸腔内部，横膈之上，两肺之间且偏左。

心脏的形状像一个倒置的圆锥体，上宽下窄，大小和自己的拳头差不多。

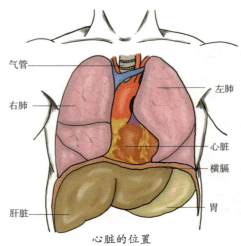

气管
右肺
左肺
心脏
横膈
肝脏
胃

心脏的位置

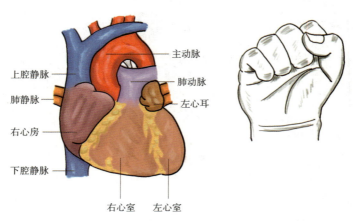

主动脉
上腔静脉
肺动脉
肺静脉
左心耳
右心房
下腔静脉
右心室　左心室

心脏的形状

二、心脏的结构

心脏是一个中空的肌性器官，内有四腔，像一个"套四"的房子：后上部是左心房、右心房，二者之间有房间隔分隔；前下部为左心室、右心室，二者之间有室间隔分隔。

心脏有两个房室瓣和两个大动脉瓣，即位于右心房和右心室之间的三尖瓣，位于左心房和左心室之间的二尖瓣，位于右心室和肺动脉之间的肺动脉瓣，以及位于左心室和主动脉之间的主动脉瓣。

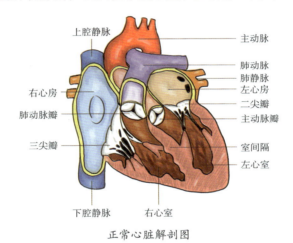

正常心脏解剖图

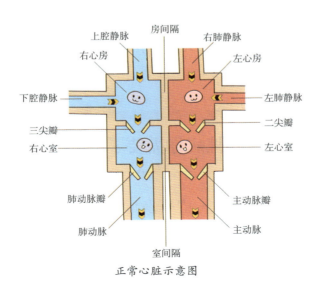

正常心脏示意图

三、心脏的功能

心脏是一个肌肉泵，位于人体心血管系统的中心，在整个生命活动过程中，心脏不停地跳动，推动血液在心血管系统内循环流动，这个过程称为血液循环（blood circulation）。血液循环的主要功能是完成体内的物质运输：运送细胞新陈代谢所需的营养物质和氧气到全身，以及运送代谢产物和二氧化碳到排泄器官。

心脏的节律性收缩和舒张对血液的驱动作用称为心脏的泵功能（pumping function）或泵血功能，这是心脏的主要功能。心脏收缩时将血液射入主动脉，并通过动脉系统将血液分配到全身各器官、组织；心脏舒张时血液则通过静脉系统回流到心脏，为下一次射血做

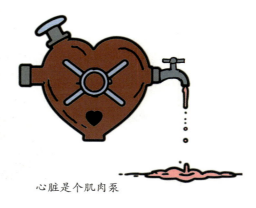

心脏是个肌肉泵

准备。正常成人安静时，心脏每分钟可泵出血液5～6 L，相当于一个较大的水桶的容量；当剧烈运动时，心脏的泵血量可为25～30 L，为安静时的5～6倍。职业运动员的心脏功能更加强大，他们在运动时的泵血量可以超过35 L，是常人安静时的7倍或更多。

第二节

关于获得性心脏病你需要了解的基础知识

一、心率及心律

心率就像是心脏跳动的"节奏"，而心律则是这个"节奏"的规律性。正常人在安静状态下每分钟心跳的次数叫作安静心率，通

常在60～100次/分，也可因年龄、性别或其他生理因素出现个体差异。一般情况下，年龄越小、心率越快，老年人心率比年轻人慢，女性心率较同龄男性快，运动员的心率较普通成人偏慢，一般为50次/分左右。

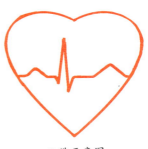

心跳示意图

健康的心脏就像一个精准的"打拍器"，有规律、有节奏地跳动。心肌细胞产生电信号，通过特定的"通路"（心脏传导系统）依次刺激心房、心室收缩，每个"通路"的传导时间是恒定的，整个过程十分和谐、有序，而当心脏出现问题时，这种规律性就会被打乱，出现所谓的"心律失常"。

二、获得性心脏病是什么？

获得性心脏病，指出生后由各种病因作用而导致的心脏结构或功能异常，如冠状动脉粥样硬化性心脏病（冠心病）、风湿性心脏病、肥厚型心肌病、扩张型心肌病、高血压心脏病、感染性心脏病等。

三、获得性心脏病有哪些分类？

获得性心脏病主要分为冠心病、心律失常、心肌病、瓣膜病、心包疾病等。

如果将心脏比作一套房子，那么血管就如同房子的水管，心脏传导系统就如同房子的电路，心肌就如同房子的内墙，瓣膜就如同房间的门，心包就如同房子的外墙。

如果心脏的"水管"坏了，那么对应的就是冠状动脉疾病，也就是我们通常说的冠心病。

如果心脏的"电路"坏了，那么对应的就是心脏传导系统疾病，如心房颤动、房室传导阻滞、室上性心动过速等。

如果心脏的"内墙"坏了，那么对应的就是心肌类的疾病，如扩张型心肌病、肥厚型心肌病等。

如果心脏的"门"坏了，那么对应的就是瓣膜类的疾病，如二尖瓣狭窄、主动脉瓣关闭不全等。

如果心脏的"外墙"坏了，那么对应的就是心包类的疾病，如缩窄性心包炎、心包损伤等。

四、怎么识别获得性心脏病？

获得性心脏病可以通过症状识别，主要表现在以下几个方面。

1.心脏泵血能力减弱

出现头晕、乏力、活动耐力明显下降、心慌、少尿（24小时尿量少于400 mL或每小时尿量少于17 mL），严重时血压下降（一般为收缩压低于90 mmHg[①]或/和舒张压低于60 mmHg），甚至出现晕厥。

2.血液淤积、回流障碍

感到胸闷、气促，出现水肿、腹胀、食欲下降，严重时夜间出现平卧呼吸困难，咳粉红色泡沫样痰。

3.心脏供血不足

心脏泵出的血，有一部分是供应心脏本身的，当心脏自身供血不足时会出现胸痛，尤其在活动时明显，有时伴有左侧前臂或后背放射痛，严重时可导致心肌梗死。

4.心律失常

有心悸的感觉。各种快速型心律失常会导致心慌、心悸、胸闷，而缓慢型心律失常则会导致头晕、眼花，严重者甚至晕厥。

若频繁出现上述异常症状，则需警惕患获得性心脏病，应及时就医检查。

---

① 1 mmHg ≈ 0.133 kPa。

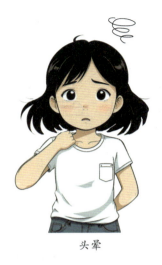

头晕

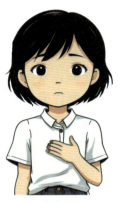

胸痛

获得性心脏病不可怕，冷静面对、积极治疗

　　被确诊患上获得性心脏病时，任何人都会感到难以接受。此刻家人、朋友一定要给予患者足够的支持与陪伴，和他们一起应对，帮助他们调整心态，尽快投入治疗。

一、主要检查项目

1.心电图

　　心电图（ECG）是最常用的检查方法，可以帮助医生诊断心律失常、心肌缺血、心肌梗死等。

2.动态心电图

　　动态心电图（DCG）能够动态记录患者24小时内的心脏活动，是普通心电图的强力补充，有助于捕捉偶尔发生的心脏异常活动。

3.运动负荷试验

通过运动增加心脏泵血的难度和速度，可揭示潜在的无症状或轻微症状的心脏疾病，有助于明确疾病诊断，了解病情严重程度和评估治疗效果。

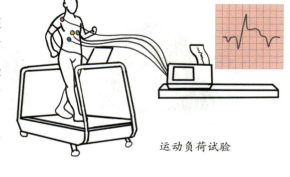

运动负荷试验

4.影像学检查

影像学检查如超声心动图（UCG）、计算机断层扫描（CT）、磁共振成像（MRI）、心导管检查术等，可发现心脏结构的异常，评估心脏功能情况，也有助于明确各种心脏病的诊断。

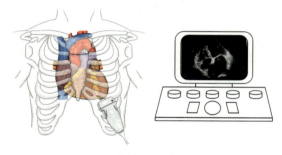

超声心动图

5.实验室检查

实验室检查包括血常规、尿常规、肌钙蛋白、肌红蛋白、心肌酶、脑钠肽、免疫检查和微生物检验等。医生会根据患者的具体情况，有选择地进行上述检查。

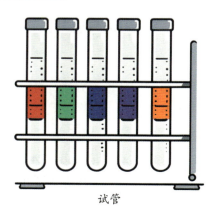

试管

二、治疗手段

1.药物治疗

虽然目前治疗心脏病的手术疗法越来越多，但是药物治疗仍然是一种十分重要的治疗手段。

（1）抗凝血药物：可预防和治疗血栓，如肝素、华法林。

（2）抗血小板药物：阿司匹林、氯吡格雷等。

（3）调血脂药物：调节血脂，改善血管内皮的功能和稳定斑块。常见药物有洛伐他汀、辛伐他汀等。

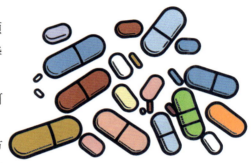

药品

（4）抗心律失常药物：可预防或消除心律失常的发生，降低死亡率。常见药物有奎尼丁、盐酸利多卡因等。

（5）血管扩张剂：扩张血管，改善心脏供血，可用于心力衰竭、心绞痛等疾病。常见药物有硝酸异山梨酯、硝酸甘油等。

（6）钙通道阻滞剂：可降低周围血管的阻力，使血压下降，可治疗高血压疾病。常见药物有硝苯地平、尼卡地平等。

2.心脏介入治疗

心脏介入治疗是一种新型诊断与治疗心血管疾病的技术，无须开胸，在影像学方法的引导下，通过穿刺体表血管，借助某些器械，将导管送到病变部位，通过特定的心脏导管操作技术对心脏病进行确诊和治疗，发展非常迅速。目前介入方式的心脏瓣膜置换术的安全性及有效性得到了证实，已广泛在临床开展。

3.外科手术治疗

外科手术治疗包括冠状动脉搭桥手术、心脏瓣膜置换术、心包剥离术、心脏移植术等。

（1）冠状动脉搭桥手术：通过创建一条新的血流途径绕过已经阻塞或部分阻塞的冠状动脉血管来改善流向心肌的血流灌注，常用于治疗冠心病。

（2）心脏瓣膜置换术：通过将心脏内严重病变的瓣膜置换为人工瓣膜，改善由瓣膜功能障碍引起的心脏异常负荷，用于治疗瓣膜病变。

（3）心包剥离术：通过手术剥离限制心脏活动的病变心包，改善心脏舒张功能，用于治疗慢性缩窄性心包炎。

（4）心脏移植术：用健康的供体心脏替换严重病变丧失功能的心脏，用于治疗终末期心脏病。

第四节

获得性心脏病的预防及保健

一、获得性心脏病如何预防？

（1）戒烟限酒；保持良好的作息习惯，避免熬夜，注意保持情绪稳定。

（2）积极控制各种可能导致获得性心脏病的因素，如控制血压、胆固醇、血糖和血尿酸水平，低盐低脂饮食，多吃水果、蔬菜等。

（3）坚持适当运动，控制体重。

（4）当精神压力大、情绪紧张时，学会自我调节。

（5）定期体检。

二、得了获得性心脏病应怎么保健？

1.生活中的注意事项

（1）戒烟，避免吸二手烟。

（2）在医生的指导下适量运动：科学的运动锻炼能够提高心血管的适应能力。部分获得性心脏病患者，如有不稳定型心绞痛、严重的未控制的高血压或低血压、未控制的心力衰竭等症状，则暂时不宜运动。

（3）注意调节自己的情绪，避免暴怒、过度悲伤。

（4）避免暴饮暴食、所处环境忽冷忽热。

（5）遵医嘱服药，不可随意减药、停药，定时复诊。

2.饮食上的注意事项

（1）低盐低脂饮食：烹饪时少放盐（建议每人每日食盐摄入量少于5 g——大约一啤酒瓶盖的量），少放油（每人每日烹调油摄入量控制在20～25 g，避免吃油炸食物），少用含盐量高的调料（如酱油、味精、番茄酱等），尽量不吃腌制菜、腌制肉等。

（2）主食不要只吃精米白面，可以用粗粮、薯类、南瓜等替代部分主食；荤素合理搭配，肉类首选鸡、鸭、鱼肉等白肉，少吃肥肉，鸡蛋、牛奶是蛋白质和其他营养物质的重要来源。

（3）如果是素食主义者，可以多吃豆类和豆制品来补充蛋白质。

（4）适当多吃新鲜水果、蔬菜。

（5）严禁饮酒。

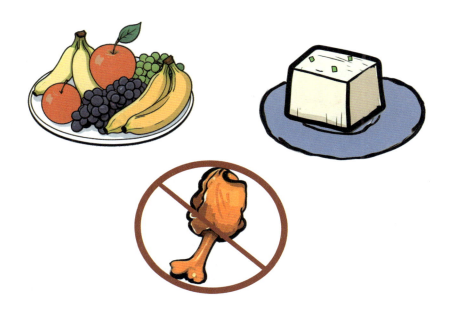

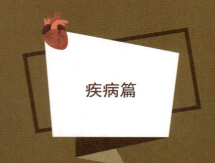

疾病篇

获得性心脏病
种类知多少

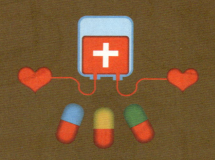

第一节

缩窄性心包炎

一、什么是缩窄性心包炎？

缩窄性心包炎（constrictive pericarditis）是指因炎症累及心包的脏层、壁层，导致其纤维化和瘢痕化，发生心包粘连、增厚、钙化和挛缩，限制心室的舒张，从而导致心室舒张功能受损的一种疾病。

心包，即心包膜，是一个近似锥形的纤维浆膜囊，包裹在心脏和出入心脏的大血管根部外面。它分为纤维层和浆膜层，纤维层较坚韧，与浆膜层的壁层紧密相贴，伸缩性很小；浆膜层很薄，表面光滑湿润，又分壁层和脏层，壁层紧贴附于纤维层的内面，脏层贴附于心脏的表面（即心外膜）。心包脏、壁两层间有一腔隙，称为心包腔。在正常情况下，心包的壁层和脏层纤薄柔软，在心包腔内有少量液体，对壁、脏两层之间的相互运动起到润滑的作用。

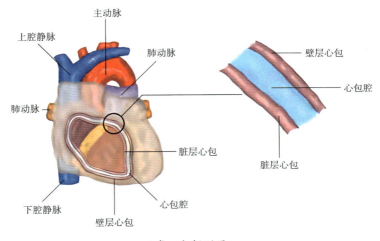

正常心包解剖图

当心包发生病理改变，如心包纤维增厚和钙化时，导致舒张期心室充盈受限，心室输出减少，心功能减退，最终导致心力衰竭。在这种情况下，患者可能经历隐匿且缓慢的起病过程，并出现一系列症状，如胸闷、心悸、腹胀、下肢水肿等。

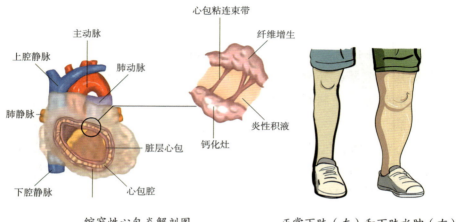

缩窄性心包炎解剖图　　　　正常下肢（左）和下肢水肿（右）

二、为什么会患缩窄性心包炎？

缩窄性心包炎的患病原因多种多样，主要包括以下几个方面。

1.感染

多种病原体，如细菌、病毒等，均可导致心包脏、壁层炎症，进而引起纤维素性渗出物沉积，并逐渐机化增厚、挛缩甚至钙化，压迫心脏和大血管根部，使心脏舒张期充盈受限，导致一系列循环功能障碍。在我国，结核分枝杆菌感染是缩窄性心包炎最常见的病因。

2.全身性自身免疫性疾病

如系统性红斑狼疮、类风湿关节炎、硬皮病等全身性自身免疫性疾病，可能累及心包，形成局限性的纤维蛋白沉积或肉芽肿性病变，从而引发缩窄性心包炎。

3.肿瘤

心包原发性肿瘤或者继发于肺癌、乳腺癌、淋巴瘤等的恶性肿瘤，也可能导致缩窄性心包炎的发生。

4.外伤

胸部刀刺伤、挤压伤等直接损伤心包，或者是各种原因引起的休克造成的心脏挫伤，均有可能导致缩窄性心包炎。

5.药物因素

长期使用某些药物，如糖皮质激素，也可能诱发缩窄性心包炎。

6.其他因素

如果存在高血压、主动脉瓣狭窄、动脉导管未闭等情况，可能会增加患缩窄性心包炎的风险。

三、缩窄性心包炎有哪些类型？

缩窄性心包炎可以根据其临床表现和病程特点进行分类。一般来说，主要可以分为以下两型。

1.持续型缩窄性心包炎

此类缩窄性心包炎在治疗后，其全身反应和症状如发热、胸痛等会逐渐缓解，甚至完全消失。然而，肝大、颈静脉怒张等静脉淤血体征可能会加重。这是因为在渗液吸收时，心包增厚和缩窄的现象几乎同时存在。

2.间歇型缩窄性心包炎

对于间歇型缩窄性心包炎，其急性期的症状和体征会在一定时间内完全消退。然而，数月后心包缩窄的症状和体征可能会重新出现。这通常与心包对炎症的反应较慢，以及形成心包缩窄需要较长时间有关。

此外，缩窄性心包炎还可以根据病程长短进行分类，如急性和慢性缩窄性心包炎。通常，急性心包炎在发生后，一年内演变为心包缩窄的被称为急性缩窄性心包炎，而一年以上演变为心包缩窄的则被称为慢性缩窄性心包炎。

四、患缩窄性心包炎有什么表现呢?

1.症状

患者可能会经历不同程度的呼吸困难,这通常是心排血量相对固定,无法在活动时相应增加所导致的。随着病情发展,大量的胸腔积液(又称胸水)和腹腔积液(又称腹水)压迫膈肌,限制了呼吸运动,患者即使在休息时,也可能会感到呼吸困难,甚至出现端坐呼吸。此外,还可能出现乏力、疲倦、头晕等低灌注症状,这些症状与心脏功能下降、身体各器官缺血有关。在疾病后期,还可能出现心脏功能衰竭的表现,但因右心输出受限,夜间阵发性呼吸困难发生较少,很少发生肺水肿。

2.体征

颈静脉怒张是缩窄性心包炎最重要的体征。在吸气时,周围静脉回心血量增多,颈静脉会更加充盈。此外,还可能出现肝大、腹水及下肢水肿等体征。由于心排血量减少,动脉收缩压降低,反射性引起周围小动脉痉挛使舒张压升高,从而使得脉压变小、脉搏细弱无力。在听诊时,可能会听到心包叩击音,这是心包缩窄的典型表现。

五、为了诊断缩窄性心包炎需要做哪些检查?

1.胸部X线

这是一种常规的检查手段,可以初步了解心脏的大小和形态。在缩窄性心包炎患者中,胸部X线片上的心影大小通常在正常范围或稍偏大、偏小。由于心包的严重粘连,心脏的搏动幅度会明显减小,甚至完全消失,这在胸部X线片上也能观察到。此外,上腔静脉由于长期淤血而阴影增宽。对于病程超过两年的患者,由于心包持续的炎症刺激,可能会出现心包钙化的表现,这是缩窄性心包炎诊断的可靠依据之一。

2.心电图

缩窄性心包炎的心电图检查表现为非特异性的改变，主要表现为ST段和T波的异常。ST段抬高或压低，而T波则普遍低平或倒置。这些改变提示心肌处于缺血或缺氧的状态。约90%的缩窄性心包炎患者都会出现这种心电图异常表现。

3.超声心动图

超声心动图对于诊断缩窄性心包炎具有重要的价值。它可以显示心包增厚和粘连，室壁活动减弱，以及室间隔抖动征等。同时，通过超声心动图还可以观察到心脏舒张功能受限的情况。

4.CT和MRI

CT和MRI对于鉴别心包增厚和缩窄性心包炎具有重要的价值。CT可以显示腔静脉扩张和右心室变形，舒张早期心室充盈增加。MRI则可检测心包的厚度、钙化、粘连的范围和程度，以及腔静脉和肝静脉是否扩张，右心室有无变窄及右心房有无扩张等。MRI是目前能用于勾画出心包厚度、局部或环形增厚钙化轮廓最敏感的影像技术。

5.实验室检查

缩窄性心包炎常伴有大量的胸水和腹水。为了缓解症状，患者需要反复进行胸腔或腹腔穿刺抽液。大量的体液丢失会导致低蛋白血症的发生。血常规检查可发现白蛋白水平降低，而球蛋白水平相对升高，即出现"白球比例倒置"现象。此外，由于炎症的长期刺激，患者的红细胞沉降率也可能明显增快。

6.右心导管检查

尽管前述检查手段通常已经能够明确诊断，但对于一些表现不典型的患者，有时还需借助右心导管检查来进一步确诊。右心导管检查通过直接测量心腔内的压力变化，可发现缩窄性心包炎的特征性表现：右心房、肺动脉和左心房的舒张末期压力均显著升高，且数值基本相等。同时，右心房的压力曲线呈现独特的"M"形，这是心包粘连致心房充盈受限所致。

六、缩窄性心包炎是否需要治疗？

缩窄性心包炎是一种隐匿而凶险的疾病，如不及时干预，可能危及患者的生命。患缩窄性心包炎时，心包像一件"紧身衣"，将心脏束缚其中。随着病情的进展，"紧身衣"会越缠越紧，心脏的舒张功能将日益受限，进而出现一系列严重的后果。首先，长期处于高压环境中的心肌会逐渐萎缩、纤维化，最终钙化。心脏的泵血功能也会越来越差，出现顽固性的心力衰竭。其次，淤血会向心脏的上游器官蔓延，肝脏长期充血会导致肝功能衰竭。最后，肾脏、消化道的器官也可能因长期缺血缺氧而功能受损，出现继发性的病理改变。可见，如果任由缩窄性心包炎发展，患者的预后将非常糟糕。因此，对于确诊的缩窄性心包炎患者，应该积极采取治疗措施，以挽救心脏功能，避免不可逆的器官损害。

七、缩窄性心包炎怎么治疗？

治疗缩窄性心包炎的方法主要包括内科治疗和外科治疗两大类。

内科治疗主要是姑息性和支持性的，通过利尿、抗炎、控制钠盐摄入等方式来缓解症状、延缓病情。内科治疗的主要措施如下。

1.利尿治疗

通过使用利尿剂如呋塞米等，可减轻体循环淤血，降低静脉压，改善心脏灌注。

2.抗炎

秋水仙碱、阿司匹林、吲哚美辛和布洛芬等非甾体抗炎药，可在一定程度上抑制心包的炎症反应。

3.控制钠盐摄入

控制钠盐摄入，可减少体液潴留，减轻心脏负担。

对于症状较轻、尚无明显症状的患者，内科治疗或许可以暂时控制病情，但必须认识到，单纯的药物治疗无法从根本上解决心包粘连的问题。一旦出现明显的心功能不全表现，就必须考虑外科治疗了。

外科治疗则是通过心包剥脱术剥离心包，解除其对心脏的压迫。心包剥脱术是目前公认的缩窄性心包炎的根治性治疗方法。手术的基本原理是切除增厚、粘连、钙化的心包组织，彻底解除心包对心脏的压迫，恢复心脏的舒张功能。为了达到最佳的手术效果，术前的准备工作和药物治疗至关重要，主要如下。

1.术前利尿治疗

手术能否成功，很大程度上取决于患者的全身状态。术前适当使用利尿剂，严格卧床休息，延长准备时间，可显著减轻体液过多的症状。研究表明，经过利尿等综合治疗，绝大多数患者的体重可下降5~10 kg，这有助于降低手术风险，改善预后。

2.心包炎的药物治疗

不是所有的心包炎患者最终都会发生心包缩窄。积极的对因治疗、抗炎治疗能够明显地降低心包缩窄的发生率。治疗措施包括：①对因治疗。对于感染导致的心包炎，积极进行抗病原微生物治疗，如细菌性心包炎需使用抗生素，结核性心包炎需进行规范的抗结核治疗，病毒性心包炎需给予抗病毒治疗等。②抗炎治疗。包括使用非甾体抗炎药和秋水仙碱等药物抑制心包的炎症反应。

在确诊后应尽早行手术治疗，以防止因心肌长期受压而引起的心肌萎缩和纤维化，最终导致顽固性心力衰竭及肝、肾功能继发性改变。在治疗期间，患者需要注意补充营养，多吃一些高热量的食物以及高蛋白质、高维生素的食物。同时，要控制水、钠的摄入量，避免过度劳累和熬夜，以及避免养成吸烟和饮酒等不良生活习惯。

知识
拓展

PET-CT

PET-CT技术，就像是医学界的"双重奏"，它巧妙地结合了正电子发射型计算机体层显像（PET）和CT这两种影像学技术。PET，这个核医学的"侦探"，擅长捕捉组织代谢的微妙变化，为我们提供了细胞活动的"幕后故事"。CT，这位形态学的"建筑师"，以其精细的视角，描绘出组织器官的精确结构图。PET-CT，就是这两者的完美结合，让我们能够同时观察到身体的"幕后故事"和"形态"，是一种将功能影像和形态学影像完美融合的技术。

PET-CT的工作原理，可以想象成一场精心编排的科学实验。我们首先使用PET技术，通过注入一种特殊的"荧光标记"——放射性核素，来"照亮"细胞的代谢活动。然后，CT技术就像一位精准的"解剖学家"，利用X射线捕捉到这些标记在身体内的精确位置。显像剂的选择，就像是为这场实验准备的"试剂"，包括了葡萄糖、氨基酸等生命活动的基本元素，它们帮助我们更全面地理解细胞的代谢过程，这是一种综合分子显像技术。

在临床应用上，PET-CT主要用于神经系统及心血管疾病肿瘤等的诊断。PET-CT可以检测出微小的细胞病变，提前半年以上检测出2 mm左右的细微肿瘤性病变，是目前健康体检中精度较高的肿瘤筛查设备之一。此外，对于一些病例，CT、MRI等检查诊断并不明确，PET-CT可以作为重要的辅助诊断工具。在治疗过程中，PET-CT还可以用于评估疗效。

然而，PET-CT也存在一些缺点。一方面，由于检查时会使用放射性药品，因此具有一定的辐射性，短时间内会对老人、幼儿及孕妇这些特殊群体产生不利影响。另一方面，PET-CT的价格相对昂贵，不利于推广使用。

第（二）节

冠心病

一、什么是冠心病？

当冠状动脉发生粥样硬化或痉挛，血流通道变得狭窄甚至堵塞时，心肌就会因供血不足而"挨饿"；如果心肌持续"挨饿"到一定程度，就会坏死，即发生心肌梗死，俗称"心梗"。这种因冠状动脉堵塞而导致的心脏"缺粮"病，医学上称为冠心病。那么什么是冠状动脉呢？冠状动脉是唯一供应心脏自身血液的一组动脉，像是环绕心脏的一顶"皇冠"，负责为心脏输送养分和氧气，包括左、右两个主要分支及其众多细小的分叉，犹如大树的根系，深深扎根于心肌组织。

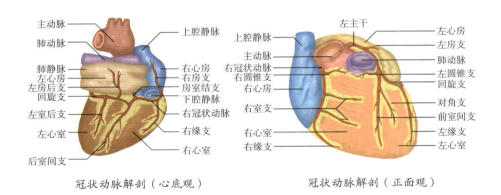

冠状动脉解剖（心底观）　　　　冠状动脉解剖（正面观）

大多数冠心病发病突然，严重的冠心病发作可引起心搏骤停导致猝死。冠心病是一种重大慢性病，根据报告，我国冠心病现患病人数约1 139万，15岁及以上人口冠心病的患病率为10.2‰，60岁以上人群冠心病患病率为27.8‰。根据《中国卫生健康统计年鉴2020》，

2019年，我国城、乡居民的冠心病死亡率分别为121.59/10万和130.14/10万。由此可见，冠心病已经成为严重威胁国人健康的"心脏杀手"。

二、什么人容易得冠心病？

冠心病的发病机制尚未完全阐明。目前已知容易得冠心病的主要为以下人群。

（1）年龄大于40岁的人群，但近年来冠心病临床发病有年轻化趋势。

（2）男性发病多于女性，男女发病比例约为2：1。因雌激素有抗动脉粥样硬化的作用，故女性在绝经期后发病率有所上升。

（3）血脂异常者，血脂代谢异常是动脉粥样硬化最重要的危险因素。临床资料表明，动脉粥样硬化常见于高胆固醇血症患者。

（4）高血压患者，60%～70%的冠状动脉粥样硬化患者有高血压，高血压患者患冠心病概率要比非高血压人群高3～4倍。

（5）吸烟者，与不吸烟者相比，吸烟者的发病率和病死率要高出2～6倍，被动吸烟也是危险因素。

（6）糖尿病患者，发病率较非糖尿病者高出2～4倍，且病变进展迅速。

（7）肥胖者，肥胖是动脉粥样硬化的危险因素。

（8）有冠心病家族史的人。

（9）其他危险因素：①A型性格者（争强好胜、竞争意识强），精神过度紧张者。②长期口服避孕药者。③高热量、高动物脂肪、高胆固醇、高糖饮食习惯者。

三、冠心病到底是怎么形成的？

冠心病的形成，可以看作是一场血管内的"交通堵塞"。"三高"（高血脂、高血压、高血糖）等因素会损伤动脉管壁，血液中过多的胆固醇、低密度脂蛋白等脂质会不断往管壁迁移，

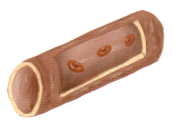

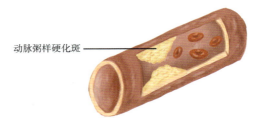

动脉粥样硬化斑 ————

正常冠状动脉　　　　　　　　冠状动脉粥样硬化

破坏动脉管壁的正常结构和功能。脂质和坏死组织在管壁内侧聚集隆起，黏稠似小米粥的斑块就形成了，动脉管腔随斑块增大而逐渐狭窄，使血管内血流受阻，血管弹性也随之下降，这一过程称为动脉粥样硬化。

冠状动脉粥样硬化使管腔变得狭窄甚至完全闭塞，或者出现冠状动脉畸形、冠状动脉炎症、冠状动脉痉挛等可导致管腔狭窄，心肌供血也就随之减少。当管腔狭窄程度超过50%的时候，机体在激动、劳累等情况下无法自行恢复，就会出现以胸痛为主要表现的各种临床症状，这就是冠心病。

四、得了冠心病，身体有什么表现？

轻度的冠状动脉病变，常常无明显症状，因此往往容易被忽略，导致延误病情。当出现下述症状时，需要高度警惕。

（1）疼痛，尤其是胸骨中上段后方的疼痛，就感觉像被人往胸口重重地打了一拳，疼痛可能逐渐加剧甚至让人喘不过气来。这种疼痛还能放射到左下颌、左颈部、左肩胛、心前区、上腹部、左上肢等部位。这种胸骨后压榨性疼痛，就是常说的心绞痛。

（2）上腹部疼痛、恶心、呕吐、嗳气或烧心等容易和胃肠道疾病混淆的症状。

（3）频繁发作心悸，伴有头晕乏力、大汗淋漓等。

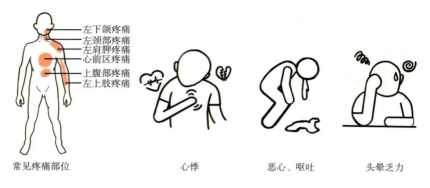

常见疼痛部位　　　　心悸　　　　恶心、呕吐　　　　头晕乏力

左下颌疼痛
左颈部疼痛
左肩胛疼痛
心前区疼痛
上腹部疼痛
左上肢疼痛

冠心病症状

五、冠心病有哪些类别？

冠心病主要分为以下三大类别。

1.稳定型心绞痛

部分患者心绞痛主要出现在劳累、饱食及激动等心脏活动量增加而冠状动脉因狭窄无法代偿的情况下，症状持续时间较短，往往持续数秒钟到数分钟，休息或舌下含服硝酸甘油常可缓解，一般不导致心肌坏死，即稳定型心绞痛。

2.不稳定型心绞痛

不稳定型心绞痛可在静息或夜间发生，疼痛程度较稳定型心绞痛重，症状持续时间通常长于20分钟，并且可能在发作频率、持续时间、严重程度上有逐渐增加的趋势，原来可以缓解疼痛的方式也不再有效。如疼痛时间长于30分钟，应高度怀疑急性心肌梗死的可能。

3.急性心肌梗死

当冠状动脉管腔内的斑块破裂并发血栓形成，血管堵塞或痉挛收缩导致血液供应急剧下降，心肌缺血严重伴有心肌坏死，这是严重的冠心病类型。

急性心肌梗死和不稳定型心绞痛都是斑块不稳定所致，这两者统称为急性冠脉综合征。

六、如果怀疑得了冠心病，该做什么检查呢？

1.血液检查

血液检查如血脂检查、心肌酶学等检查，评估是否存在冠心病的危险因素和心肌损伤程度。

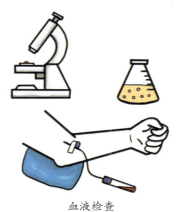

血液检查

2.放射检查

放射检查包括冠状动脉CT和冠状动脉造影，都可用于诊断冠心病。区别首先在于冠状动脉CT是无创检查，而冠状动脉造影是有创检查，且需住院才能做。其次就是影响冠状动脉CT成像质量的因素较多，如患者心率、心律、冠状动脉是否有钙化等，当冠状动脉钙化时，其对冠状动脉管腔狭窄的判断力不如冠状动脉造影。冠状动脉造影是诊断冠心病的"金标准"，如果有必要，可以在检查的同时就植入冠状动脉支架解决狭窄问题。

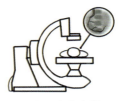

冠状动脉造影

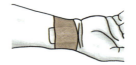

冠状动脉造影压迫器

3.心电图检查

心电图是诊断冠心病最简便、常用的方法。尤其在患者症状发作时，心电图检查是最重要的检查手段，能够发现心律失常，但不发作时心电图表现多无特异性。

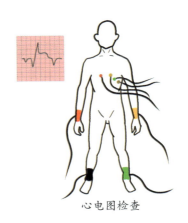

心电图检查

4.动态心电图

动态心电图是一种可以长时间连续记录并分析在活动和安静状态下心电图变化的方法。

5.核素心肌显像

核素心肌显像可以显示缺血区，明确缺血的部位和范围大小。

七、得了冠心病该怎么治疗呢？

冠心病患者，根据病情的严重程度可有3种治疗方式。

1.药物治疗

药物治疗是冠心病治疗的基石，不管患者冠状动脉狭窄程度或是否需要安置支架或心脏搭桥，一旦确诊，就需要长期坚持口服改善预后的药物：如抗血小板药（如阿司匹林、氯吡格雷）和调脂稳斑药（如阿托伐他汀、瑞舒伐他汀），以及必要时改善心绞痛症状的β受体阻滞剂（如美托洛尔）、钙通道阻滞剂（如硝苯地平、地尔硫䓬）、硝酸酯类药物（如硝酸甘油、单硝酸异山梨酯）。但药物治疗仅能缓解症状，稳定斑块，预防急性心肌梗死的发生，无法消除或减小已经形成的粥样斑块，无法解除冠状动脉的狭窄。

2.介入支架植入治疗

介入支架植入是指通过桡动脉（目前使用最多的路径）或者股动脉将导管送抵心脏的冠状动脉，放入支架支撑狭窄或闭塞的血管，对狭窄甚至闭塞的冠状动脉进行再通，以改善心肌血供的方法。支架可以将形成的斑块向外挤压，支撑血管，通畅血流，可以明显缓解心绞痛的发作，提高运动耐力，提高生活质量。但是植入的支架毕竟是异物，有发生支架内血栓形成及支架内再狭窄的风险。所以在支架植入术后，需要长期坚持服用抗血小板药和调脂稳斑药进行治疗。

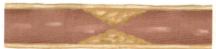
冠状动脉狭窄

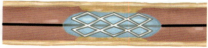
冠状动脉支架植入

3.开胸冠状动脉旁路移植术

该术又称冠状动脉搭桥术。冠状动脉搭桥是指用患者自身的大隐静脉或其他动脉，将狭窄的冠状动脉远端和主动脉连接起来，这样就可以绕过狭窄的冠状动脉，向心肌的远端供血，以改善心肌的血液供应，改善心绞痛症状，提高生活质量。

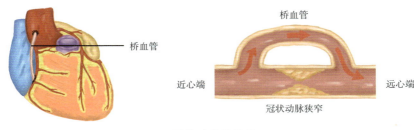

冠状动脉搭桥术

八、日常生活中应当如何预防冠心病？

（1）定期到正规医院进行体检，多关注自己的心脏健康。

（2）合理膳食，提倡清淡饮食、健康饮食，少吃高脂、高胆固醇的食物（如猪脑、动物内脏、蟹黄、鱼卵等），多吃蔬菜、水果等健康食品。超过40岁者即使血脂没有异常也应该尽量减少高脂食品的摄入，主要包括各种动物脂肪，脑、心、肺等动物组织和内脏，以及蛋黄、蟹黄、鱿鱼、鳗鱼、奶油及其制品。

（3）适当地进行体育锻炼，控制体重。

（4）戒烟戒酒，合理安排工作和休息，劳逸结合，保证充分睡眠。

（5）积极治疗与冠心病相关的疾病，如高血压、高脂血症、糖尿病（"三高"）等。

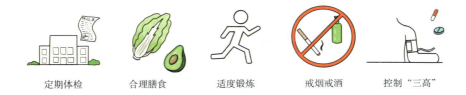

定期体检　　合理膳食　　适度锻炼　　戒烟戒酒　　控制"三高"

（6）注意避免不良的生活方式，减少冠心病的发生。

对于已经罹患冠心病，特别是植入冠状动脉支架的患者，则应该在医生指导下长期规范用药，切勿自行停药或改药，以免引发心肌梗死、支架内血栓等严重后果。总之，冠心病虽然凶险，但通过健康的生活方式和规范的诊疗，我们完全可以战胜这个"隐形杀手"，让心脏重新"年轻"起来。

第三节

二尖瓣狭窄

一、什么是二尖瓣狭窄？

二尖瓣（mitral valve）即左房室瓣，位于左心房和左心室之间，是人体心脏内的四个心脏瓣膜之一，由前尖瓣和后尖瓣两个瓣叶组成。一个完整的二尖瓣由瓣环、瓣叶、腱索和乳头肌构成，正是因为它们的存在，二尖瓣能够起到"单向活门"的作用。

在左心室舒张时二尖瓣开放，血液从左心房流入左心室，当左心室收缩时挤压室内血液冲击瓣膜，使得二尖瓣自动闭合，防止血液从左心室逆流回左心房，从而保证血液一定由左心房向左心室方向流动。

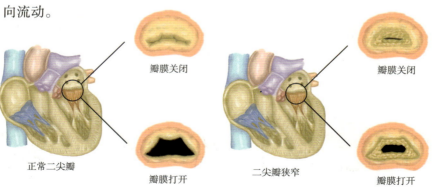

正常二尖瓣开闭示意图　　　　二尖瓣狭窄时开闭示意图

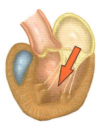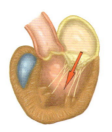

正常二尖瓣血流量　　　二尖瓣狭窄时血流量

二尖瓣正常与狭窄时血流量对比

二尖瓣狭窄（mitral valve stenosis，MS）是指由不同原因引起的二尖瓣瓣膜受损、瓣膜结构和功能异常所导致的二尖瓣开放受阻（相当于"单向活门"开放不宽敞了），瓣口面积缩小，血液无法正常地从左心房流到左心室。正常的二尖瓣质地柔软，瓣口面积为 $4\sim6\ cm^2$。狭窄的二尖瓣呈漏斗状，瓣口常呈"鱼嘴"状，根据瓣口面积的大小，二尖瓣狭窄可分为轻、中、重度。

◆ 轻度狭窄：$1.5\sim2.0\ cm^2$。

◆ 中度狭窄：$1.0\sim1.5\ cm^2$。

◆ 重度狭窄：$<1.0\ cm^2$。

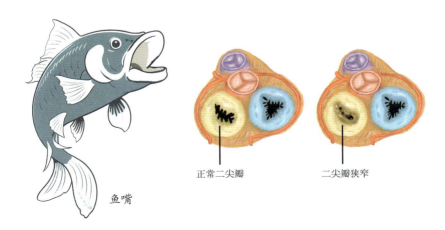

鱼嘴

正常二尖瓣　　　　二尖瓣狭窄

二、为什么会得二尖瓣狭窄？

在我国，患二尖瓣狭窄最常见的原因是急性风湿热（风湿热是一种由A组乙型溶血性链球菌感染引起的全身性炎症性疾病，可累及心脏、关节、皮肤、脑等多个器官），多见于20～40岁的青壮年，女性发病率高于男性，约70%的患者为女性。虽然约有半数患者无急性风湿热病史，但大多数患者有反复链球菌性扁桃体炎或咽炎史。近年来，随着人口老龄化进程加剧，瓣膜退行性病变引发的二尖瓣狭窄发病率呈上升趋势，这种瓣膜退行性病变可能与年龄、高血压、高胆固醇、吸烟等因素有关。此外，二尖瓣狭窄也可能是先天性心脏畸形所致。因此，有急性风湿热病史者、老年人、高血压和高胆固醇血症患者、吸烟者、有心脏病史者以及先天性心脏畸形者等人群更容易患二尖瓣狭窄。

三、二尖瓣狭窄有哪些类型？

风湿热反复发作并牵连到二尖瓣后，会使得瓣膜交界处粘连、瓣叶增厚、瓣口变形和狭窄、腱索缩短融合，病程后期二尖瓣出现钙化，限制瓣叶活动。你可以将风湿热想象成一场风暴，它反复地袭击、逐渐地侵蚀着一扇位于心脏左心房和左心室之间的"门"，这扇"门"就是二尖瓣。每次风暴来袭，这扇"门"上的黏附物就会增多，瓣叶变得越来越厚，"门口"开始变得扭曲和狭窄，瓣膜内的腱索也开始缩短并粘连在一起，随着时间的推移，这扇"门"还会出现钙化，就好像"门"上堆积了坚硬的岩石一样，最终使得这扇"门"几乎无法移动。

按照瓣膜病变部位，二尖瓣狭窄病变可分为隔膜型和漏斗型。

1.隔膜型

主要为瓣叶交界处粘连，瓣体无病变或病变较轻，弹性及活动尚可。即"门"体本身没有太大的损害，弹性和活动度仍然相对良好。

2.漏斗型

瓣叶增厚和纤维化，腱索和乳头肌明显粘连和缩短，整个瓣膜变硬呈漏斗状，活动明显受限，常伴不同程度的关闭不全。瓣叶挛缩、变硬和钙化等都将进一步加重瓣口狭窄，甚至使得瓣口呈孔隙样，可

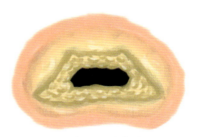

二尖瓣瓣叶挛缩

引起血栓和栓塞。你可以想象成"门"上的瓣叶变得更为厚实和坚硬，腱索和乳头肌也明显受到影响，粘连并缩短，整个"门"变得非常僵硬，"门"的活动明显受到限制，通常伴随着不同程度的关闭不全，并且瓣叶的挛缩、硬化和钙化会进一步加重"门口"的狭窄，有时甚至会在"门口"形成小孔，就像"门"上出现了裂缝，这可能引起血栓的形成和栓塞，以及一系列的继发问题。

退行性二尖瓣狭窄的主要病理改变为瓣环钙化，常合并高血压、动脉粥样硬化或主动脉瓣狭窄。单纯瓣环钙化导致二尖瓣反流较为多见。当受累的瓣叶增厚和（或）钙化时，瓣叶活动受限引发二尖瓣狭窄，但多无交界处粘连，且瓣叶增厚和（或）钙化以瓣叶底部较为明显，不同于风湿性二尖瓣狭窄以瓣叶边缘为主。先天性二尖瓣狭窄极少见，在每1 000名先天性心脏病婴儿中不足4例。

二尖瓣狭窄引发的血流动力学异常主要源于舒张期血流由左心房流入左心室受限。当瓣口面积减小为1.5 ~ 2.0 cm^2（轻度狭窄）时，左心房代偿性扩张及肥厚，左房室之间压差增大以保持正常的心排血量，此时患者在静息状态下无明显症状，称为左房代偿期。当瓣口面积减小为1.0 ~ 1.5 cm^2（中度狭窄）甚至1.0 cm^{2}以下（重度狭窄）时，左心房压力升高，使得肺静脉和肺毛细血管压力相继增高，导致肺顺应性降低，患者出现劳力性呼吸困难，称左房失代偿期。左房压和肺静脉压升高，造成肺小动脉反应性收缩，肺小动脉硬化，肺动脉压力增高，肺动脉高压又使得右心室后负荷增加，长期的肺动脉高压可致右心室肥厚、扩张，引起三尖瓣和肺动脉瓣关

闭不全，最终进展到右心衰竭，称右心受累期。另外，当二尖瓣狭窄时，左心室接收的血液量减少了，左心室前负荷降低，那么其需要泵送的血液量就减少了，长期如此，由于不再需要像以前那样强有力地"工作"，左心室肌肉就可能会出现失用性萎缩，即左心室的部分肌肉长期未得到使用和锻炼，此部分肌肉就会变得不那么有力并渐渐萎缩。

四、患二尖瓣狭窄有什么表现及并发症?

二尖瓣狭窄呈渐进式发展，早期为较长的缓慢发展期（20~40年），可能数年都没有明显症状或症状轻微，仅在活动后有气短表现；病程晚期进展迅速，一旦症状出现，患者10年左右即可丧失活动能力。

1.症状

一般而言，当患者的二尖瓣瓣口面积减小为1.0~1.5 cm^2，即中度狭窄时开始有临床症状。临床症状主要是心排血量降低和肺血管病变所致，包括疲乏、进行性加重的劳力性呼吸困难、急性肺水肿（活动、情绪激动、呼吸道感染、妊娠或快速心房颤动时可诱发）、夜间睡眠时及劳动后咳嗽、痰中带血或血痰（严重时咯血，急性肺水肿时咳粉红色泡沫样痰）、其他（胸痛、声音嘶哑、吞咽困难）；当右心室衰竭时可出现食欲减退、腹胀、恶心等症状；部分患者以心房颤动和血栓栓塞症状起病。

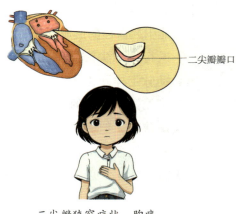

二尖瓣瓣口

二尖瓣狭窄症状：胸痛

2.体征

除上述患者主观感受到的身体不适外，医务人员通过观察和检查可能发现二尖瓣狭窄患者存在以下客观体征：视诊时常见二尖瓣面容，即面颊和口唇轻度发绀（呈紫红色），四肢末梢亦可见发绀；触诊时心尖部可扪及舒张期震颤；听诊时可闻及心尖部第一心音亢进和

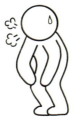

劳力性呼吸困难

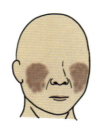

二尖瓣面容

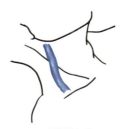

颈静脉怒张

二尖瓣狭窄部分症状、体征

舒张中期隆隆样杂音；在胸骨左缘第三、四肋间可闻及二尖瓣开瓣音；右心衰竭者可见颈静脉怒张、肝大、腹水和双下肢水肿。

3.并发症

二尖瓣狭窄使得心脏收缩时，血液无法顺利地从左心房流入左心室，引起心脏负担增加，可能会造成以下并发症。

（1）心房颤动：为相对早期的常见并发症，起始可为阵发性，之后转为持续性或永久性心房颤动；突发快速心房颤动是左心房衰竭和右心衰竭甚至急性肺水肿的常见诱因；随着左心房增大和年龄增长，心房颤动的发生率也会增加。

（2）心力衰竭：二尖瓣狭窄导致心脏负荷加重，心脏持续性工作，过于劳累，会导致心肌肥厚，最终走向衰竭。

（3）肺动脉高压：在二尖瓣狭窄的情况下，心脏无法将足够的血液顺畅地送入体循环，肺部的压力会由此增加，导致肺动脉高压甚

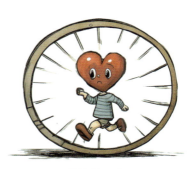

心脏持续工作

至肺水肿。此型肺动脉高压为左心疾病相关性肺动脉高压，是临床发病率最高的类型。

（4）血栓形成：二尖瓣狭窄时左心房血液流入左心室受阻，若合并心房纤颤，左心房内血流速度减缓并出现湍流，极易形成血栓。随着心脏搏动，血栓栓子脱落，随着血流运动堵塞远端血管，

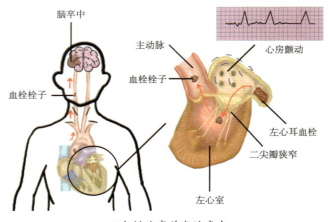

二尖瓣狭窄并发脑卒中

导致冠状动脉栓塞、脑卒中、腹腔脏器动脉栓塞、四肢远端血管栓塞等严重并发症。

（5）感染性心内膜炎：狭窄的二尖瓣瓣口常成为血流湍急的区域，使得细菌易于附着（细菌赘生物）并引起感染性心内膜炎，可能导致瓣膜损伤甚至穿孔等严重后果。

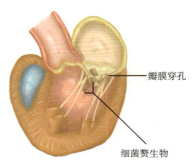

感染性心内膜炎

五、诊断二尖瓣狭窄需要做哪些检查？

医生常常会通过以下方法帮助判断就诊者是否患二尖瓣狭窄。

1.胸部X线

通过胸部X线，可以查看心脏的大小和形状，以及是否有液体积聚在肺部。当二尖瓣轻度狭窄时，X线表现可正常；中、重度狭窄，左心房显著增大时，心影呈梨形，即梨形心，也称二尖瓣型心脏。

2.心电图

通过心电图检查记录心脏的电活动，可以显示出心脏的活动情况，以及是否存在异常。二尖瓣轻度狭窄者心电图正常；中度及以

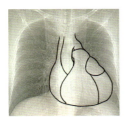

梨形心

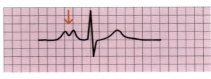

二尖瓣型P波

上狭窄者表现为电轴右偏、P波增宽，呈双峰，即二尖瓣型P波；肺动脉高压者可出现右束支传导阻滞或右心室肥大；病程长者可见心房颤动。

3.超声心动图

超声心动图通过特殊的仪器发出声波来制作心脏图像，可以看到心脏工作是否正常，是明确和量化诊断二尖瓣狭窄的可靠方法。M型超声心动图可显示二尖瓣前后叶活动异常，呈同向运动，形成"城墙样"的长方波改变。二维超声心动图可显示狭窄瓣膜的形态和活动度，测量瓣口面积。彩色多普勒血流显像可实时观察二尖瓣狭窄的射流。经食管超声心动图有利于左心房附壁血栓的检出。

六、二尖瓣狭窄是否需要治疗？

二尖瓣狭窄是否需要治疗取决于病情的严重程度和是否有症状。轻度的二尖瓣狭窄通常不需要特殊的治疗，但需要在医生指导下进行药物治疗并定期检查以确保病情没有恶化。医生会建议患者采取健康的生活方式，如限制盐分摄入、定期锻炼和戒烟，以维护心脏健康。然而，对于中度或重度的二尖瓣狭窄，医生可能会考虑治疗选项。治疗的目标是帮助心脏更有效地泵血，减轻症状，并防止进一步恶化。

七、得了二尖瓣狭窄怎么治疗？

二尖瓣狭窄的治疗方式取决于狭窄的严重程度和患者的症状。

对于瓣膜病变尚不严重、无症状者，可暂时不考虑手术，但需要在医生的建议和指导下进行药物治疗和临床随访。有心房颤动者应该服用华法林进行抗凝治疗，并尽量维持窦性心律；有左心房血栓、左心房血流淤滞或左心房扩大者也应进行抗凝治疗。药物只能减轻患者的症状，但患者二尖瓣狭窄的情况依然存在，无法明显改善以及逆转患者病情，即治标不治本。

手术是治疗本病的有效方法。对于瓣口面积小于 1.5 cm^2 的中度及以上狭窄且瓣叶结构良好的患者，没有合并心律失常或者其他问题，可以进行经皮二尖瓣球囊扩张成形术。该术式微创、安全、效果确切，是目前国内外指南首先推荐的治疗手段。如果二尖瓣结构毁损严重或者条件不佳，经皮二尖瓣球囊扩张成形术或者直视下切开都没有办法恢复正常功能，此时则需要进行瓣膜置换手术，即在体外循环直视下切除原有二尖瓣的瓣叶和腱索，将人工瓣膜缝合固定于瓣环上。临床上使用的人工瓣膜有机械瓣和生物瓣两种。

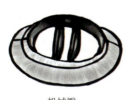机械瓣

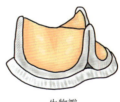生物瓣

人工心脏瓣膜

第四节

二尖瓣关闭不全

一、什么是二尖瓣关闭不全？

二尖瓣关闭不全（mitral regurgitation，MR）是指由不同原因引起的二尖瓣瓣膜受损、瓣膜结构和功能异常所导致的瓣口关闭不全

（相当于"单向活门"闭合不严实了），造成左心室血液部分在收缩期反流回左心房，使左心房负荷和左心室舒张期负荷增加，从而引起一系列血流动力学变化。半数以上的二尖瓣关闭不全患者合并二尖瓣狭窄。

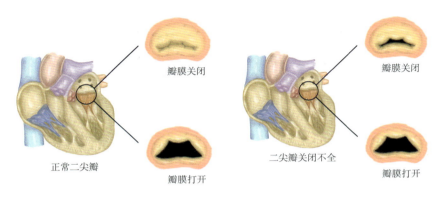

正常二尖瓣开闭示意图　　　　　二尖瓣关闭不全时开闭示意图

二、为什么会得二尖瓣关闭不全？

风湿性损害是引起瓣膜病变最为常见的原因。风湿性炎症引起瓣叶僵硬、变性，瓣缘卷缩，连接处融合及腱索融合缩短，使得心室收缩时两瓣叶无法紧密闭合。就像前文所说，二尖瓣就好比一扇"门"，而"门"的两扇"翼片"代表了二尖瓣的瓣叶，在正常情况下，这扇"门"可以完全关闭，确保心脏血液流向是单向的，但当发生风湿性炎症时，风湿性炎症就像"门"的"翼片"上的一层"涂层"，这层"涂层"会使"门"的"翼片"变得僵硬、变性、边缘卷缩，此外，连接部分也受到了影响，就像"门"的"铰链"或连接部分融合，二尖瓣的腱索也变得短小。由于这些变化，当左心室收缩时，"门"的两扇"翼片"就无法完全闭合。

这意味着在左心室收缩时，部分血液会倒流回左心房，而不是流向正确的方向。

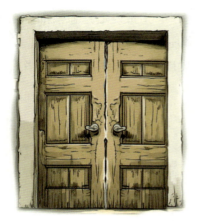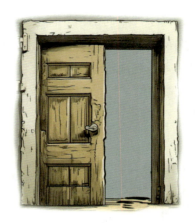

二尖瓣关闭不全就像关不上的"门"

近年来人们生活条件逐步改善，二尖瓣关闭不全单纯由风湿性炎症引起所占的比例正逐年减少。伴随年龄的增长，人体二尖瓣会发生退行性病变（即老化），进展至严重时便会出现二尖瓣无法正常关闭的情形。随着人口老龄化进程加剧，由二尖瓣退行性病变引起的二尖瓣关闭不全的问题正日益突出。

此外，高血压、缺血性心脏病、感染性心内膜炎、先天性心脏病等均可能引发二尖瓣关闭不全，少见的原因还有创伤、心肌病、结缔组织病、黏液瘤等。

三、二尖瓣关闭不全到底是怎么回事？

正常的二尖瓣关闭功能取决于瓣叶、瓣环、腱索、乳头肌、左心室这五个部分的结构完整和功能正常，其中任一部分发生结构或功能的异常均可引起二尖瓣关闭不全。由于二尖瓣关闭不全，在左心室收缩时部分血液会反流回左心房，流入左心房的反流量可为左心室排血量的50%以上，使排入体循环的血流量减少，而左心房除接受肺静脉回流的血液外，还接受左心室反流的血液，由此左心房因血量增多而压力升高，需处理的血液量增多，左心房逐渐代偿性扩大。在左心室舒张时，左心房过多的血流入左心室，使左心室负荷

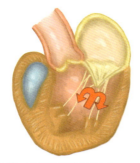
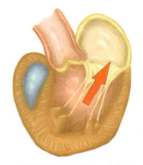

正常二尖瓣关闭的血液方向　　　　　二尖瓣关闭不全时的血液方向

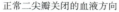

正常二尖瓣与二尖瓣关闭不全时的血流方向对比

加重，持续严重的过度负荷可致左心室也逐渐扩大。

慢性二尖瓣关闭不全者早期通过代偿（指由原器官的健全部分或其他器官代替补偿功能或结构发生病变的器官），心排血量尚可维持正常，左心室舒张末期容量和压力不增加，此时可数年无临床症状；当进展至失代偿期时，心排血量下降，左心室舒张末期容量和压力明显增加，引发左心室心肌功能衰竭，临床上出现肺部血液淤积、机体各组织器官血流灌注不足等左心衰竭的表现。晚期可出现肺动脉高压和全心衰竭。

急性二尖瓣关闭不全是急性缺血或感染性心内膜炎等引发的二尖瓣突然关闭不全，导致心脏无法有效将血泵出，心脏负荷急剧增加，使得左心室的舒张末期容量和压力显著上升，可能引发急性左心室心肌功能衰竭。由此引发的一系列严重的反应包括肺部淤血和全身各组织器官的血液供应不足，表现为呼吸急促、头晕和乏力等症状。急性二尖瓣关闭不全如果不迅速处理，可能进一步导致肺动脉高压和全心衰竭。

四、二尖瓣关闭不全有什么表现及并发症？

二尖瓣关闭不全患者的临床表现轻重取决于二尖瓣反流的严重程度、二尖瓣关闭不全的进展速度、肺静脉压和肺动脉压力水平，以及是否合并其他瓣膜损害和冠状动脉疾病等。

1.症状

轻度二尖瓣关闭不全者可以持续终身没有症状。较重的二尖瓣关闭不全患者，从罹患风湿热至出现二尖瓣关闭不全的症状一般超过20年，但一旦发生心力衰竭，则进展常较迅速。较重的二尖瓣关闭不全患者，由于心排血量减少，全身循环血量灌注不足，患者首先出现的突出症状是疲乏无力，活动耐力下降；肺淤血引发的症状出现得较晚，表现为程度不等的呼吸困难，包括劳力性呼吸困难、静息性呼吸困难、夜间阵发性呼吸困难及端坐呼吸等。病情发展至晚期则累及右心功能，出现腹胀、食欲缺乏、肝淤血肿大、双下肢水肿和胸腹水等右心衰竭的表现。在右心衰竭出现后，左心衰竭的症状反而有所减轻。另外，合并冠状动脉疾病的患者因心排血量减少可出现心绞痛的临床症状。

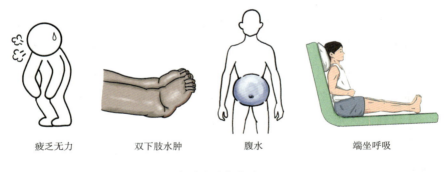

疲乏无力　　　　双下肢水肿　　　　腹水　　　　　　端坐呼吸

二尖瓣反流部分症状

2.体征

除上述症状外，医务人员通过观察和检查可能发现二尖瓣关闭不全的患者存在以下身体征象：视诊左心室增大时，心尖搏动向左下移位，收缩期可触及高动力性心尖搏动，发生心力衰竭后心尖搏动有所减弱；触诊心尖搏动有力，可呈抬举样，重度关闭不全患者可触及收缩期震颤；叩诊心浊音界向左下扩大，晚期可向两侧扩大，提示左右心室均增大；听诊心尖区可闻及响亮粗糙、音调较高的全收缩期吹风样杂音，向左腋下和左肩胛下区传导，后叶异常者杂音向胸骨左缘和心底部传导。右心衰竭时有颈静脉怒张、肝颈静脉回流征阳性、肝大和双下肢水肿等体征。

3.并发症

二尖瓣关闭不全的并发症与二尖瓣狭窄相似，但感染性心内膜炎较二尖瓣狭窄时多见，而血栓栓塞比二尖瓣狭窄时少见。

五、为了诊断二尖瓣关闭不全需要做哪些检查?

医生常常会通过以下方法帮助确认就诊者是否患二尖瓣关闭不全。

1.胸部X线

通过拍摄胸部X线片，可以观察心脏的大小和形状，以及是否有液体在肺部积聚。慢性重度反流常见左心房、左心室增大，增大的左心房可推移和压迫食管，左心衰竭时可见肺淤血和间质性肺水肿征。

2.心电图

心电图是一种记录心脏电活动的测试，通过放置电极在身体上显示心脏的电信号。二尖瓣关闭不全较轻者心电图可正常；较重者心电图可能会显示出一些异常，包括电轴左偏、二尖瓣型P波、左心室肥大及劳损。

3.超声心动图

超声心动图是一种可靠的检查方法，通过使用声波制作心脏图像，可以观察心脏的运动和结构。M型和二维超声心动图不能确诊二尖瓣关闭不全。脉冲多普勒超声和彩色多普勒血流显像可在二尖瓣左心房侧检测到收缩期的反流，诊断二尖瓣关闭不全的敏感性几乎达100%。二维超声心动图可显示二尖瓣结构的形态特征，有助于明确病因。

4.其他检查

放射性核素心室造影是一种测定左心室收缩和舒张末期容量的方法，以评估心脏功能。左心室造影则通过观察收缩期造影剂反流入左心房的量来半定量评估反流程度。

六、二尖瓣关闭不全是否需要治疗？

二尖瓣关闭不全是否需要治疗取决于病情的严重程度和是否有症状的困扰。轻度的二尖瓣关闭不全通常不需要立即的特殊治疗，但需要定期检查以确保病情没有恶化。然而，一旦出现症状，如呼吸急促、疲劳、心悸或水肿，通常需要治疗。

七、得了二尖瓣关闭不全怎么治疗？

无症状的轻、中度二尖瓣关闭不全者若需要治疗主要是采取内科的治疗手段，并进行定期随访来评估二尖瓣的情况。内科治疗包括预防链球菌感染、风湿活动及感染性心内膜炎，以及针对并发症治疗。对于合并左心室功能不全者，抗心衰药物治疗是主要的手段。内科治疗一般为术前过渡措施，外科治疗为恢复瓣膜关闭完整性的根本措施，包括瓣膜修复术和人工瓣膜置换术。

严重的二尖瓣发育不良、大瓣钙化、瓣叶缺如或大瓣活动受限的患者，确认无法做瓣膜修复或修复后仍有明显关闭不全者应施行二尖瓣置换术。生物瓣的使用时限只有15～25年，由于存在组织衰老或钙化问题，对于生存期长的患者可能需要二次手术更换瓣膜，所以建议低龄段的患者选择双叶机械瓣，但机械瓣是人体组织外的异物，容易引起血液凝固而产生凝血块，患者需要终身服用抗凝药。

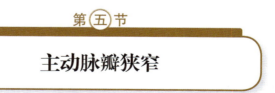

第⑤节

主动脉瓣狭窄

一、什么是主动脉瓣狭窄？

主动脉瓣（aortic valve）是位于心脏的左心室和主动脉之间的瓣

膜，由3个半月形瓣叶组成，其主要功能是防止血液回流，保证血液从左心室单向流入主动脉，向全身输送氧气和营养物质。当左心室收缩时主动脉瓣打开，允许血液流向主动脉；当左心室舒张时主动脉瓣关闭，防止血液逆流回左心室。这个过程是通过主动脉瓣瓣叶的开闭来实现的，如果主动脉瓣无法正常工作，将影响心脏的正常功能，需要及时进行治疗。

主动脉瓣狭窄（aortic stenosis，AS）指主动脉瓣瓣叶结构和形态改变使得瓣口狭窄，主动脉瓣开放受限，导致左心室收缩时血液从左心室流入主动脉的过程在主动脉瓣叶水平受阻。风湿性主动脉瓣狭窄大多伴有主动脉瓣关闭不全或二尖瓣病变等。

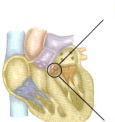
正常主动脉瓣

瓣膜关闭

瓣膜打开

正常主动脉瓣开闭示意图

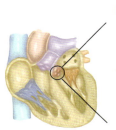
主动脉瓣狭窄

瓣膜关闭

瓣膜打开

主动脉瓣狭窄时开闭示意图

二、为什么会得主动脉瓣狭窄？

主动脉瓣狭窄多是风湿热累及主动脉瓣所致，也可由先天性狭窄或退行性改变，即主动脉瓣钙化造成。

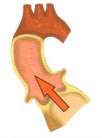
主动脉瓣正常时的血流量

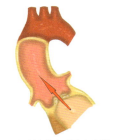
主动脉瓣狭窄时的血流量

血流量对比

三、主动脉瓣狭窄到底是怎么回事？

正常成人主动脉瓣瓣口面积为 $3.0 \sim 4.0\ cm^2$，当瓣口面积减小至正常的一半时，左心室收缩期仍不会出现明显跨瓣压力阶差（心脏瓣膜两侧的压力之差），对左心室功能无明显影响；当瓣口面积减小至 $1.0\ cm^2$ 时，左心室收缩压会明显增高，出现显著的跨瓣压力阶差。当主动脉瓣重度狭窄时，左心室射血阻力增加，左心室收缩压力升高，导致左心室向心性肥厚，室壁变得较为僵硬，失去了其正常的弹性和舒缩性，引起左心室舒张期末压进行性升高，因而

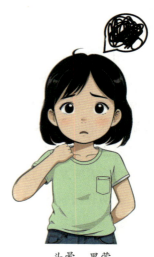

头晕、黑蒙

使左心房后负荷增加，左心房代偿性肥厚。最终因心肌缺血和纤维化等导致左心衰竭，心排血量减少，进入冠状动脉和脑的血流量减少，可引起头晕、黑蒙和晕厥等脑缺血的表现。

四、患主动脉瓣狭窄有什么表现和并发症？

根据主动脉瓣瓣口面积、流经瓣口血流流速和跨瓣压力阶差的大小，主动脉瓣狭窄可分为轻度、中度和重度。轻度狭窄患者可长期没有明显症状；中度和重度狭窄者可表现为乏力、眩晕、运动时昏厥、心绞痛、劳累后气促、端坐呼吸、急性肺水肿甚至猝死。

1.症状

呼吸困难、心绞痛和晕厥为典型的主动脉瓣狭窄三联征。

（1）呼吸困难：劳力性呼吸困难见于95%的有症状患者，常为首发症状；进而发生夜间阵发性呼吸困难、端坐呼吸和急性肺水肿，由左心室后负荷增加导致左心衰竭。

（2）心绞痛：在60%有症状患者中可见，是重度主动脉瓣狭窄

患者最早出现也是最常见的症状。常由运动诱发，休息后可缓解。主要由心肌缺血引起，原因为左心室壁增厚，心室收缩压升高和射血时间延长，增加心肌耗氧量；左心室舒张期末压升高致舒张期主动脉-左心室压差降低，减小冠状动脉灌注压。

（3）晕厥：见于30%的有症状患者，多发生于直立时、运动中或运动后即刻，少数在休息时发生，由脑缺血引起。

2.体征

除上述身体不适表现外，医务人员通过观察和检查还可能发现主动脉瓣狭窄患者存在以下客观身体征象：①视诊可见心尖搏动相对局限、持续有力，呈抬举样心尖搏动。②听诊可闻及主动脉瓣第一听诊区粗糙而响亮的吹风样收缩期杂音，听诊在胸骨右缘第一、二肋间最为清楚，并向颈动脉传导，主动脉瓣区第二心音延迟或减弱。③触诊可发现动脉脉搏上升缓慢、细小而持续（细迟脉），严重主动脉瓣狭窄者，同时触诊心尖部和颈动脉，可发现颈动脉搏动明显延迟。

3.并发症

约10%的主动脉瓣狭窄患者会发生心房颤动。主动脉瓣钙化侵及传导系统可致房室传导阻滞；左心室肥厚、心内膜下心肌缺血或冠状动脉栓塞可导致室性心律失常，上述两种情况均可引发晕厥甚至心源性猝死，猝死一般发生于先前有症状者。如果患者发生左心衰竭，自然病程明显缩短，因此终末期的右心衰竭少见。感染性心内膜炎、体循环栓塞较少见。

五、为了诊断主动脉瓣狭窄需要做哪些检查？

医生常常会通过以下方法帮助确认就诊者是否患主动脉瓣狭窄。

1.胸部X线

通过拍摄胸部X线片，可以观察心脏的大小和形状，以及是否有液体在肺部积聚。早期心影无改变，病变加重后可见左心室增大，升主动脉扩张；晚期可有肺淤血。

2.心电图

主动脉瓣重度狭窄者有左心室肥厚伴继发性ST-T改变。可有心律失常，部分患者可出现左束支传导阻滞。

3.超声心动图

超声心动图是明确诊断和判定主动脉瓣狭窄程度的重要方法。二维超声心动图对探测主动脉瓣异常十分敏感，有助于显示瓣膜结构。多普勒超声可测出主动脉瓣瓣口面积及跨瓣压力阶差，从而评估其狭窄程度。

4.心导管检查

心导管检查像"眼睛"一样，可以直接看到心脏血管内部的情况。通过在大腿血管或手腕血管处插入一个细小的导管，在X线摄像机的引导下将导管插入心脏血管内，然后可以向血管内注射造影剂，当造影剂进入血管时，医生可以看到血管内壁与血流的清晰影像。左心导管检查可测定左心室与主动脉之间的收缩压差，明确主动脉瓣狭窄的程度。

六、主动脉瓣狭窄是否需要治疗？

当出现主动脉瓣狭窄时，是否需要治疗取决于病情的严重程度和症状的表现。轻度的主动脉瓣狭窄通常不需要特殊治疗，但需要定期检查以确保情况没有恶化；对于中度或重度的狭窄，治疗通常是必要的。如果已经出现了呼吸困难、胸痛、眩晕或其他不适症状，那么治疗是迫切的。

七、得了主动脉瓣狭窄怎么治疗？

对于主动脉瓣狭窄的治疗，目前主要有药物治疗、开胸手术和介入手术这三种方式。药物治疗只能起到延缓疾病进展的作用，唯一有效治疗主动脉瓣狭窄的方式就是手术治疗。针对患者主动脉瓣狭窄的程度不同，治疗方式各异。对于轻、中度主动脉瓣狭窄患者，需要定期进行心脏超声检查，观察病情的动态变化，而对于已经达到重度主动脉瓣狭窄的患者，需要及早进行手术。

手术治疗的方式包括两种，第一种是经典的开胸手术，第二种是目前较新的技术——经导管的微创主动脉瓣介入手术。介入手术具有创伤小、痛苦少、恢复快的优势，对于合并多种基础疾病、耐受力不佳的老年人，介入手术可以更好地达到治疗效果，同时手术风险也相对较低。

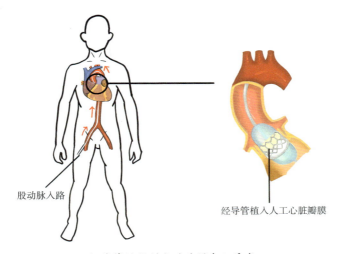

股动脉入路

经导管植入人工心脏瓣膜

经导管的微创主动脉瓣介入手术

第六节

主动脉瓣关闭不全

一、什么是主动脉瓣关闭不全？

主动脉瓣关闭不全（aortic regurgitation，AR）是主动脉瓣本身病变和/或主动脉根部疾病所致的瓣叶边缘无法对合，在舒张期时关闭不完全，导致部分血液从主动脉逆流回左心室。主动脉瓣关闭不全常伴有不同程度的主动脉瓣狭窄。

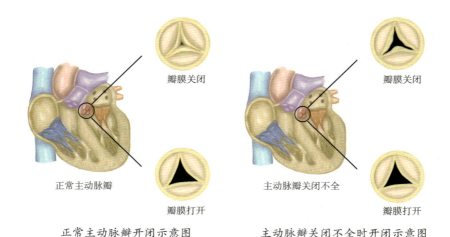

正常主动脉瓣 　　　　　　　　瓣膜打开　　　　　　　　主动脉瓣关闭不全　　　　　　瓣膜打开

正常主动脉瓣开闭示意图　　　　　　　　　主动脉瓣关闭不全时开闭示意图

二、为什么会得主动脉瓣关闭不全?

约有2/3的主动脉瓣关闭不全是风湿性心脏病所致,风湿性炎性病变使瓣叶纤维化、增厚、缩短、变形,影响瓣叶边缘对合,从而造成关闭不全。此外,老年退行性病变导致的主动脉瓣变性钙化、梅毒、细菌性心内膜炎、马方综合征、先天性主动脉瓣畸形和主动脉夹层动脉瘤等均可引起主动脉瓣关闭不全。

三、主动脉瓣关闭不全会造成什么影响?

主动脉瓣关闭不全使排到升主动脉的一部分甚至大部分血液在舒张期倒流回左心室,左心室在每次舒张期接受从升主动脉和左心房两处的血量,使左心室的负荷增加,左心室又通过用力收缩,将这些过多的血液排射到升主动脉,这使得左心室的做功增加。

早期左心室通过增加心肌的收缩力来代偿,之后逐渐出现左心室的心肌肥厚,再进一步出现左心室的扩张,进行性的左心室扩张导致左心室的收缩功能下降,射血分数(衡量心脏泵血能力的一个重要指标,是指心脏在每次跳动时,左心室将血液有效地"射出"到全身循环的能力)下降,当左心室扩张到一定程度,无法维持必需的心排血量时,必然出现左心室充血性心力衰竭。有时左心室的衰竭即使是第一次,也有可能是不可逆的,这使患者丧失进一步救治的机会。

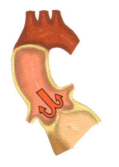

正常主动脉瓣关闭血流方向

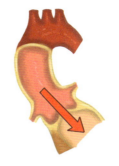

主动脉瓣关闭不全时血流方向

正常主动脉瓣关闭与主动脉瓣关闭不全时的血流方向对比

　　大量主动脉血液反流同时造成舒张压下降，心脏在舒张期对冠状动脉的灌注减少，患者可出现心绞痛的症状。左心室的舒张压升高引起左心房的压力增加，导致左心房增大，出现心房纤颤。

四、患主动脉瓣关闭不全有什么表现？

1.症状

　　轻度的主动脉瓣关闭不全、心脏功能代偿良好者可在较长时间内无明显症状，轻症者一般可维持20年以上。随着反流量增大，会逐步出现与每搏输出量增大有关的症状，如心悸、心前区不适、头颈部强烈的动脉搏动感等。心力衰竭的症状早期为劳力性呼吸困难，随着病情进展，可出现夜间阵发性呼吸困难和端坐呼吸。由于左心室射血时引起升主动脉过分牵张或心脏明显增大，可能出现胸痛。心绞痛发作较主动脉瓣狭窄时少见。改变体位时可出现头晕或眩晕，罕见晕厥。

2.体征

　　除上述患者主观感受到的身体不适表现外，医务人员通过观察和检查可能发现主动脉瓣关闭不全的患者存在以下客观身体征象：①视诊可见患者面色苍白，头随心搏摆动，心界向左下方增大，心尖部可见抬举性搏动。②听诊胸骨左缘第三、四肋间和主动脉瓣区可闻及舒张早、中期或全舒张期叹息样杂音，向心尖传导。③重度关闭不全者出现周围血管征，包括颈动脉搏动明显，水冲脉（脉搏骤起骤落，犹如潮水涨落），股动脉枪击音，口唇、甲床毛细血管搏动等征象。

3.并发症

主动脉瓣关闭不全常并发感染性心内膜炎、室性心律失常、心力衰竭等，心源性猝死较少见。

五、为了诊断主动脉瓣关闭不全需要做哪些检查？

医生常常会通过以下方法来帮助确认就诊者是否患主动脉瓣关闭不全。

1.胸部X线

通过胸部X线片可以观察心脏的大小和形状，以及是否有液体在肺部积聚。当主动脉瓣关闭不全严重时，胸部X线片常表现为左心室明显增大，主动脉结隆起，升主

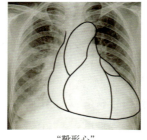

"靴形心"

靴子

"靴形心"示意图

动脉和弓部增宽，外观呈"主动脉型"心脏，即"靴形心"；当左心衰竭时可见肺淤血征象。

2.心电图

对于重度的主动脉瓣关闭不全患者，心电图可能显示出左心室肥厚和劳损，电信号的方向也可能发生改变，通常是电轴左偏，此外还可能观察到非特异性的ST-T改变。

3.超声心动图

超声心动图可以观察心脏的运动和结构，是明确诊断和判定反流程度的重要方法。M型超声可显示二尖瓣前叶或室间隔纤细扑动；

二维超声可显示瓣膜和主动脉根部的形态改变；脉冲多普勒和彩色多普勒血流显像在主动脉瓣的心室侧可探及全舒张期反流束，是最敏感的确定主动脉瓣反流的方法，并可通过计算反流血量与搏出血量的比例，判断其严重程度。

4.其他检查

放射性核素心室造影可以帮助测定左心室的功能和容量，以及心脏在不同情况下的工作情况。当无创检查无法准确确定反流程度时，还可以进行选择性主动脉造影，以更精确地评估问题的严重程度。

六、主动脉瓣关闭不全是否需要治疗？

主动脉瓣关闭不全是否需要治疗取决于病情的严重程度和症状。轻度的主动脉瓣关闭不全通常不需要特殊治疗，但需要定期检查以确保情况没有恶化；然而，如果主动脉瓣关闭不全严重或者出现了一些症状，比如呼吸困难、胸痛、眩晕等，那么就需要及时寻求专业治疗了。

七、得了主动脉瓣关闭不全怎么治疗呢？

主动脉瓣关闭不全的具体治疗方法取决于病情的严重程度和患者的整体情况。无症状的轻、中度主动脉瓣关闭不全者可进行内科治疗，并可通过定期随访观察病情发展，以便及时采取必要的治疗措施。当患者出现心功能不全的症状时应积极手术治疗，只有这样才能够使术后心功能完全恢复和生活质量明显改善，并使手术的危险性降到最低。随着医学技术的进步，主动脉瓣手术也有了快速的发展，除了常规主动脉瓣置换术，近年来小切口微创主动脉瓣置换术、保留自体主动脉瓣窦部成形术、经皮或经心尖导管主动脉瓣置换术已逐渐成熟，临床医生会根据患者的具体情况，选择不同的手术方式。

第（七）节

三尖瓣狭窄

一、什么是三尖瓣狭窄？

三尖瓣位于右心房和右心室之间，属于右侧房室瓣，正常人瓣口面积为6～8 cm²。三尖瓣瓣叶包括前瓣、后瓣和隔瓣，它如同一个"单向活门"，保障血液由右心房向右心室流动。当右心室收缩时，三尖瓣关闭，使血液不倒流回右心房。三尖瓣狭窄是指三尖瓣瓣口狭窄，导致血液从右心房流向右心室受阻。三尖瓣狭窄是一种罕见的瓣膜异常，主要见于年轻女性。它很少作为孤立的瓣膜缺损而被发现，而是风湿性心脏病的常见后遗症，通常与二尖瓣狭窄有关。

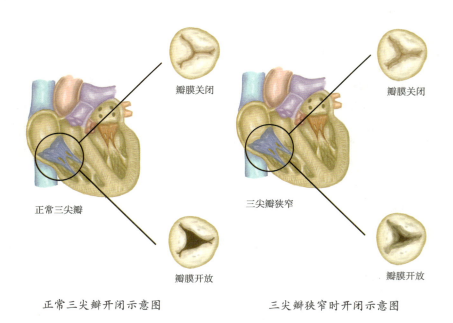

正常三尖瓣开闭示意图　　　　　三尖瓣狭窄时开闭示意图

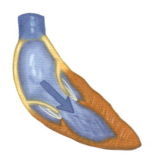
正常三尖瓣血流量

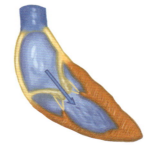
三尖瓣狭窄时血流量

正常三尖瓣与三尖瓣狭窄时血流量对比

二、为什么会患三尖瓣狭窄？

　　三尖瓣狭窄可以是风湿性三尖瓣狭窄，也可以是非风湿性三尖瓣狭窄，风湿性三尖瓣狭窄是最常见的三尖瓣狭窄类型，当风湿热累及三尖瓣时，引起三尖瓣瓣膜增厚、纤维化和钙化，导致三尖瓣狭窄。

　　非风湿性三尖瓣狭窄是指非风湿热因素引起的三尖瓣狭窄。非风湿性三尖瓣狭窄的原因有很多，包括：

　　◆ 先天性三尖瓣狭窄：是指出生时即存在的三尖瓣狭窄。

　　◆ 类风湿性关节炎：是一种慢性自身免疫性疾病，可以累及心脏瓣膜，导致三尖瓣狭窄。

　　◆ 系统性红斑狼疮：是一种慢性自身免疫性疾病，可以累及心脏瓣膜，导致三尖瓣狭窄。

　　◆ 药物性三尖瓣狭窄：某些药物，如麦角胺和苯丙胺，可以引起三尖瓣狭窄。

　　◆ 放射性三尖瓣狭窄：放射治疗可以引起三尖瓣狭窄。

三、患三尖瓣狭窄有什么临床表现?

三尖瓣狭窄的主要症状是体循环淤血的症状,如肝区不适、食欲不振、消化不良和腹胀等。患者可见面颊轻度发绀和黄疸,也可见颈静脉怒张,甚至有搏动,有时伴有乏力和四肢水肿。单纯性三尖瓣狭窄肺淤血的症状可不明显。有腹水者,可见腹部膨胀。

四、为了诊断三尖瓣狭窄该做什么检查?

1.超声心动图

超声心动图通过使用高频声波来捕捉心脏的实时图像,可以用于确诊三尖瓣狭窄。通过超声心动图,医生可以观察三尖瓣的开放情况,评估瓣膜的活动度。如果三尖瓣口的开放受限或瓣膜组织增厚、粘连,这表明可能存在三尖瓣狭窄。此外,超声心动图还可以测量血流速度,以评估狭窄的严重程度。

2.胸部X线

胸部X线片可以提供心脏形态的间接信息。在三尖瓣狭窄的情况下,可能会观察到右心房增大的迹象,这是因为三尖瓣狭窄阻碍了血液从右心房流入右心室,导致血液在右心房积聚。此外,上腔静脉扩张也可能是三尖瓣狭窄的一个征象,因为上腔静脉是将血液回流至右心房的主要血管之一。

3.心电图

心电图可以记录心脏的电活动,从而反映心脏功能和结构的变化。在三尖瓣狭窄的情况下,心电图可能会出现一些特定的波形改变,如P波的增高或增宽,这通常提示右心房的增大。心电图是一种快速、简便的检查方法,可以作为初步筛查和监测病情进展的工具。

五、三尖瓣狭窄是否需要治疗?

三尖瓣狭窄是否治疗取决于症状和疾病的严重程度。如果没有任何症状,可能暂时不需任何治疗,但需要门诊随访观察三尖瓣狭窄是否加重及是否出现症状。这就像汽车年检一样，虽然眼下没问题，但也要时刻关注，防患于未然。一旦出现明显的症状，如呼吸困难、下肢水肿、腹胀等，就提示三尖瓣狭窄可能已经到了中重度，再不采取措施可能会导致右心衰竭，这时候就需要积极干预了。

六、三尖瓣狭窄怎么治疗？

三尖瓣狭窄患者，根据病情的严重程度可分为3种治疗方式。

1.药物保守治疗

遵医嘱使用利尿剂，可改善体循环淤血的症状和体征，同时须限制钠盐的摄入。如伴有心房颤动，需要进行心房颤动的治疗。

2.经皮球囊三尖瓣成形术

这通常用于单纯性三尖瓣狭窄，无风湿热活动，无右心房血栓的患者。

3.开胸手术

如果三尖瓣狭窄已经很严重，跨瓣压力阶差大于5 mmHg或瓣口面积小于2.0 cm^2，单纯的药物治疗和微创手术已经无法满足治疗所需，就须考虑开

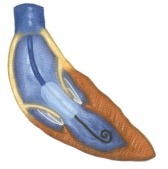

经皮球囊三尖瓣成形术示意图

胸手术了。外科医生会视病变情况，决定是行瓣膜成形术，还是直接换上一个全新的"三尖瓣"。尽管开胸手术创伤较大，但能从根本上解决问题，挽救心脏功能。

在日常生活中应当如何预防三尖瓣狭窄？

三尖瓣狭窄虽然凶险，但也不是"不治之症"。预防和治疗同样重要。在日常生活中，可以从以下几点做起。

（1）定期体检，早发现问题：很多心脏病初期都没有症状，只有通过常规的心脏彩超等检查，才能及时发现。因此，养成定期体检的好习惯非常必要，尤其是有心脏病家族史的人群，更要重视。

（2）警惕风湿热，积极治疗：风湿热是导致三尖瓣狭窄的罪魁祸首。一旦确诊风湿热，一定要在医生指导下，规范、足量、全程治疗，这可以大大降低发生心脏瓣膜病变的风险。即使是已经痊愈的风湿热患者，也要定期筛查，警惕三尖瓣狭窄的发生。

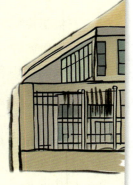

（3）牢记"三少三多"，远离心脏病：生活中的点点滴滴，都与心脏健康密切相关。烟酒少沾、盐糖少碰、少熬夜，多运动、多蔬果、多欢笑……健康的生活方式，是对心脏最好的呵护。

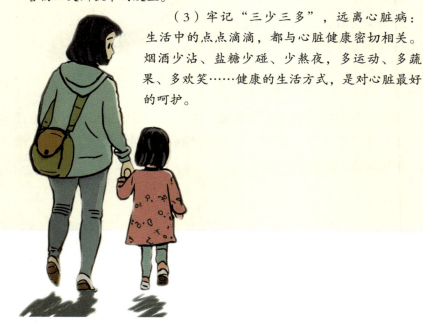

第（八）节

三尖瓣关闭不全

一、什么是三尖瓣关闭不全？

三尖瓣关闭不全是各种原因引起的器质性三尖瓣关闭不全或功能性三尖瓣关闭不全。

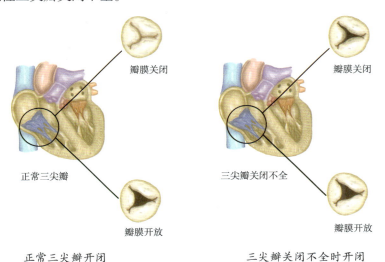

瓣膜关闭

瓣膜关闭

正常三尖瓣

三尖瓣关闭不全

瓣膜开放

瓣膜开放

正常三尖瓣开闭

三尖瓣关闭不全时开闭

二、为什么会患三尖瓣关闭不全？

三尖瓣关闭不全少见于瓣叶本身病变，多由肺动脉高压及三尖瓣扩张引起。其病因根据三尖瓣结构是否正常分为两大类。

1.功能性三尖瓣关闭不全

功能性三尖瓣关闭不全是右心室的血压升高、右心室的扩大或三尖瓣环的扩张导致的。常见于二尖瓣病变、慢性

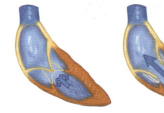

正常三尖瓣关闭血流方向　　三尖瓣关闭不全时的血流方向

正常三尖瓣与三尖瓣关闭不全时的血流方向对比

阻塞性肺疾病等。当风湿性或先天性心脏病导致肺动脉高压时，右心室负荷加重，进而导致右心室扩大引起三尖瓣关闭不全。

2.器质性三尖瓣关闭不全

该类型比较少见，如风湿性心脏病导致的三尖瓣变形，Ebstein畸形、感染性心内膜炎所致的瓣膜毁损等。后天性单纯的三尖瓣关闭不全可继发于类癌综合征，因类癌斑块常沉着于三尖瓣的心室面，并使瓣尖与右心室壁粘连，从而引起三尖瓣关

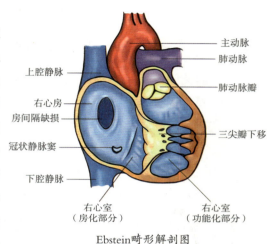

主动脉
肺动脉
上腔静脉
肺动脉瓣
右心房
房间隔缺损
三尖瓣下移
冠状静脉窦
下腔静脉
右心室
（房化部分）
右心室
（功能化部分）

Ebstein畸形解剖图

闭不全，此类患者多同时有肺动脉瓣病变。

三、患三尖瓣关闭不全有什么表现？

三尖瓣关闭不全的症状可能在早期并不明显，但随着病情的发展，可能会有以下表现。

◆ 容易疲乏：由于心脏泵血效率降低，身体各部位可能无法获得足够的血液供应，患者容易感到疲劳。

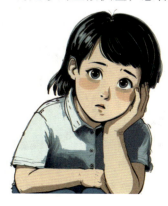

◆ 活动后心慌、心累、气促：在进行体力活动时，心脏需要更多的血液供应以满足身体的需求。三尖瓣关闭不全可能导致心脏无法有效泵血，从而引起心慌、心累和气促。

◆ 右侧肋间或右上腹不适或疼痛：由于右心房压力增高，可能引起右侧肋间或右上腹部不适或疼痛。

◆ 消化道症状：包括食欲不振、恶心、嗳气及呕吐。这些症状可能与肝脏充血和腹水积聚有关，因为三尖瓣关闭不全可能导致体循环回流受阻，引起内脏器官充血。

◆ 颈、头部静脉搏动感：当右心房压力增高时，颈静脉可能扩张，患者可能会感到颈、头部静脉搏动感。

◆ 颈静脉怒张：严重的三尖瓣关闭不全患者，颈静脉可能显著扩张，甚至在平静状态下也可见到明显的搏动。

◆ 下肢水肿：由于血液回流受阻，液体可能积聚在身体低垂部位，如脚踝和腿部，导致水肿。

◆ 肝大：长期血液回流障碍可能导致肝脏充血和肿大。

◆ 腹水：在严重的情况下，患者可能会出现腹水，这是肝脏功能受损和血液回流障碍引起的。

四、为了诊断三尖瓣关闭不全需要做哪些检查?

1.超声心动图

用于判断三尖瓣关闭不全的程度以及测量心脏各房室的大小。可见右心室、右心房增大，上下腔静脉增宽。

2.胸部X线

可见右心室、右心房增大。右心房压力升高者，可见奇静脉扩张和胸水；有腹水者，膈肌上抬。

3.心电图

用于判断患者有无心律失常。可见右束支阻滞或右心室肥厚，常有肺型P波（一种特殊的P波形态，通常与右心房扩大或压力增高有关）或心房颤动。

4.心导管检查

用于测量右心房及右心室的压力。

5.心血管造影

可显示三尖瓣关闭不全的程度。

五、三尖瓣关闭不全是否需要治疗？

对于没有症状出现的患者一般建议观察，日常注意生活习惯，患者也可以在医生指导下用药。对于已经出现症状并且药物缓解不理想的患者，一般采用手术治疗，根据患者三尖瓣功能缺陷的严重程度选取不同的手术方法。

六、三尖瓣关闭不全怎么治疗？

对于功能性三尖瓣关闭不全的患者，由于三尖瓣病变通常与心脏其他瓣膜病变同时存在，单纯累及三尖瓣者极少见，故三尖瓣关闭不全轻度者在其他原发瓣膜病变纠治后，经过一段时间的恢复，由于右心室压力下降、右心缩小，其关闭不全的程度大多减轻，甚至消失。三尖瓣关闭不全中重度者，通常在完成其他瓣膜手术的同时，施行三尖瓣瓣环成形术。

对于器质性三尖瓣关闭不全的患者，一般都需要手术治疗。病变轻者，行三尖瓣瓣环成形术；病变较重者，应行三尖瓣瓣膜置换术。

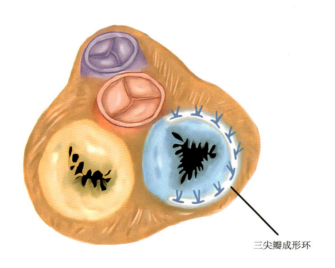

三尖瓣成形环

三尖瓣瓣环成形术示意图

在日常生活中应当如何预防三尖瓣关闭不全?

◆ 定期到正规医院进行体检，多关注自己的心脏健康。

◆ 对于患某些疾病如原发性肺动脉高压、二尖瓣病变、肺动脉瓣或漏斗部狭窄、右心室心肌梗死等的人，应时刻警惕和预防功能性三尖瓣关闭不全的发生。

◆ 对于患另一些疾病如埃布斯坦综合征（双称Ebstein畸形）、共同房室通道、风湿性炎症、冠状动脉病变致三尖瓣乳头肌功能不全、外伤及感染性心内膜炎等的人，也应注意是否有发生三尖瓣关闭不全的表现。

第九节

感染性心内膜炎

一、什么是感染性心内膜炎?

如果把我们的心脏比作一套房子，那么心脏的4个腔（左心房、左心室、右心房、右心室）就是这套房子中的4个房间，这些房间的墙壁上开了一扇"门"允许血液通过，而我们所说的心脏瓣膜就是这些"门"。当细菌（或真菌）进入血流，可能会附着在这些"门"上面，不断生长、侵蚀，出现赘生物（即细菌或血栓）或瓣膜炎症，导致"门"的开合功能受损，更甚者可能导致"门"出现破洞（即瓣膜穿孔），引起心脏血液反流。

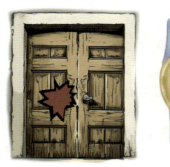

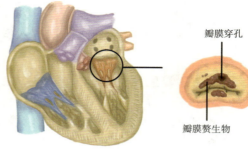

门上破洞

感染性心内膜炎示意图

瓣膜穿孔

瓣膜赘生物

二、哪些人可能会患感染性心内膜炎？

感染性心内膜炎通常发生在以下几类人群中。

◆ 静脉注射毒品者：可能因注射器被污染而将细菌带入血液。

◆ 免疫功能低下者：如恶性肿瘤或自体免疫功能受限疾病患者。

◆ 植入人工心脏瓣膜或心脏起搏器者。

◆ 其他可能的患者：有心脏（包括瓣膜）或大血管的先天性缺陷患者；风湿热患者；高龄导致的瓣膜退行性病变患者等。另外，某些外科手术、牙科操作也可能会让细菌"乘虚而入"，当细菌在心脏瓣膜会定居繁衍，就会引起感染性心内膜炎相应的症状。

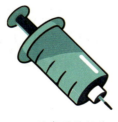

注射器被污染

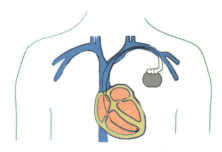

植入心脏起搏器（左位）

三、感染性心内膜炎有哪些类型？

根据起病时间的长短，感染性心内膜炎被分为两类。

◆ 急性感染性心内膜炎：起病急、进展迅速，短期内即可危及生命。

◆ 亚急性感染性心内膜炎：也称亚急性细菌性心内膜炎，病情相对缓和，常在几周至几个月内逐渐起病，但如不及时治疗，也可能危及生命。

四、感染性心内膜炎有什么临床表现和并发症？

大多数患者在病菌侵入血流的2周内出现感染性心内膜炎的症状，但部分患者找不出明确的细菌入侵途径。感染性心内膜炎的临床表现多样，主要如下。

1.发热

发热是感染性心内膜炎最常见的症状，除部分老年患者、心力衰竭重症患者、肾功能衰竭重症患者外，几乎都有发热的表现。通常表现为弛张热，体温常在39℃以上，昼夜波动幅度大，24小时内波动范围超过2℃，体温最低时仍高于正常。急性感染性心内膜炎患者呈败血症过程，会出现高热、寒战。

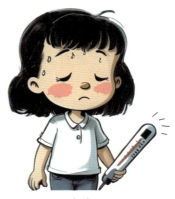

发热

2.心脏杂音

基础心脏病或感染性心内膜炎导致的瓣膜损害患者中高达85%在听诊时可听到心脏杂音。这类杂音主要是瓣膜关闭不全的杂音，以主动脉瓣关闭不全最为常见。

3.周围体征

周围体征近年已不太常见，可能是由微血管炎或微血栓引起，包括：①淤点，可出现在身体的任何部位，常见于锁骨以上皮肤、

口腔黏膜和睑结膜。②指甲下片状出
血。③Roth斑，视网膜上出现的卵圆形
出血斑，中心呈白色，多见于亚急性感
染。④Osler结节，是手指与足趾上出
现的红紫色痛性结节，多见于亚急性感
染。⑤Janeway损害，在手掌和足底处
出现的直径为1~4 mm的无痛性出血红
斑，主要见于急性患者。

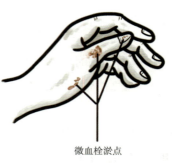

微血栓淤点

微血栓示意图

4.动脉栓塞

出现赘生物引起的动脉栓塞者占患者总数的20%~40%。栓塞可
发生于身体的任何部位，心、脑、脾、肾、肠系膜和四肢是常见的
体循环动脉栓塞部位。在由左向右分流的先天性心脏病或感染性右
心内膜炎中，肺循环栓塞常见。如三尖瓣赘生物脱落引起肺栓塞，
患者可突然出现咳嗽、呼吸困难、咯血或胸痛。

5.其他非特异性症状

如脾大、贫血。

6.心脏相关并发症

①心力衰竭，是最常见的并发症，主要由瓣膜关闭不全引起，
瓣膜穿孔或腱索断裂导致急性瓣膜关闭不全时可诱发急性左心衰
竭。②心肌脓肿，常见于急性患者，发生部位以瓣周组织特别是
主动脉瓣环多见，可导致房室和室内传导阻滞，心肌脓肿穿破后可
导致化脓性心包炎。③急性心肌梗死，大多由冠状动脉细菌栓塞引
起。④化脓性心包炎，主要见于急性患者。⑤心肌炎。

五、为了诊断感染性心内膜炎需要做哪些检查？

1.超声心动图

超声心动图应用超声波显示心脏瓣膜附着物和心脏损害的图
像，通常将超声探头置于胸廓处检测，但如果这样不能够完全呈现
所需的图像，那么可以选择经食管超声心动图（将超声探头通过喉

咙插入食管内查看心脏内部结构的一种方式），能够更加精确地检测到细菌附着的部位、赘生物的大小等。这对明确诊断、指导进一步治疗有着至关重要的作用。

2.血培养

血培养是诊断感染性心内膜炎的最直接手段。一般可进行3次血培养，每次最好在使用抗生素前，在不同部位进行采血，分别做需氧菌和厌氧菌培养。每2次血培养之间间隔24小时，以提高检测准确率。血培养阳性就说明发生了感染，但还需要做药物敏感试验来指导临床用药。

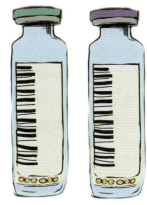

血培养

3.心电图

偶可见急性心肌梗死或房室、室内传导阻滞，若出现房室、室内传导阻滞，则提示主动脉瓣环或室间隔脓肿。

4.胸部X线

肺部多处小片状浸润阴影提示脓毒性肺栓塞所致肺炎。左心衰竭时有肺淤血或肺水肿体征。主动脉细菌性动脉瘤可导致主动脉增宽。

5.实验室检查

部分实验室指标的改变能提示可能发生了感染性心内膜炎。常见血红蛋白浓度下降、白细胞计数升高，部分患者红细胞沉降率增快、C反应蛋白水平升高。

六、感染性心内膜炎是否需要治疗？

感染性心内膜炎患者需要接受抗感染治疗，有手术指征的患者需要进行手术治疗。

七、感染性心内膜炎怎么治疗呢？

1.抗生素治疗

抗生素治疗是治疗感染性心内膜炎的主要手段，需要遵循早用药、剂量足、疗程长、选择合理抗生素的原则。若患者疑似患感染性心内膜炎，在抽血做血培养后就需要进行抗生素治疗，用药期间持续监测抗生素浓度，需维持血清抗生素浓度在杀菌水平的6倍以上。当患者体温恢复正常后，仍需继续使用抗生素4~6周。

2.手术治疗

一般单独使用抗生素不能完全治愈感染性心内膜炎，需在接受抗感染治疗后进行手术，以清除感染灶，去除瓣膜上的赘生物，重建瓣膜的正常功能，或者使用人工心脏瓣膜替换病变瓣膜。

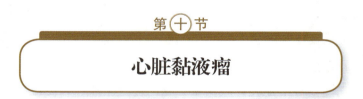

第十节

心脏黏液瘤

一、什么是心脏黏液瘤？

心脏黏液瘤（cardiac myxoma）是成人中常见的原发性良性心脏肿瘤，多数有瘤蒂，好发于左心房。疾病发生的因素复杂，形成的原因还不是十分明确，但是有家族遗传病史的人群好发，可能与遗传因素相关。多数学者认为该病起源于心脏卵圆窝和心内膜处的间质细胞，间质细胞长大后形成了团块状或葡萄串状的半透明、不规则的胶冻状物，被称为瘤体。让人担心的是，这种团块状或葡萄串状的半透明、不规则的胶冻状物，可随心脏的收缩、舒张而活动，它们像米糕一样松软易碎，破碎

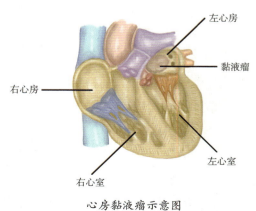

心房黏液瘤示意图

脱落的"米糕"会随着血液流动到其他器官并随时有可能引发栓塞。比如当脱落的"米糕"随着血液到了脑部易形成脑栓塞，到了四肢易形成四肢血栓，到了肾脏易造成肾脏缺血等，非常凶险。

二、心脏黏液瘤有哪些类型？

心脏黏液瘤多见于女性，多发于40～50岁的中年妇女，在儿童中罕见。心脏黏液瘤可发生于心脏任何部位，根据瘤体生长部位可有以下分类：左房黏液瘤、右房黏液瘤、心室黏液瘤、多发黏液瘤。其中以左心房最为常见（60%～80%），具体位于房间隔卵圆窝处左心房侧，其后依次为右心房（15%～28%）、右心室（8%），左心室（3%～4%）。多发黏液瘤是最凶险的一类，往往是遗传的结果，多个黏液瘤一起"出动"，对心脏发起全面"进攻"。

90%左右的心脏黏液瘤为散发性，仅有5%～10%为家族遗传。家族性的黏液瘤主要表现为卡内综合征（Carney complex，CNC）。CNC于1985年被首次提出，是一种常染色体显性遗传病，主要表现为心脏黏液瘤、皮肤黏膜黏液瘤、骨软骨黏液瘤、皮肤色素沉着、乳腺导管腺瘤及肾上腺皮质功能亢进、巨人症、肢端肥大症等内分泌系统亢进的表现。散发性黏液瘤，以左心房孤立性肿物常见。

三、心脏黏液瘤有什么表现？

心脏黏液瘤的临床表现复杂多样，与肿瘤的位置、大小、生长速度、瘤蒂的长短以及是否发生脱落、出血、坏死等相关。心脏黏液瘤在早期尺寸尚小，可不阻塞血流，因此体积很小的黏液瘤患者可以没有症状，部分患者通过体检发现，无任何临床表现。

除此之外，心脏黏液瘤主要有3种临床表现形式。

1.梗阻症状

位于左心房的大黏液瘤更能引起梗阻症状，即呼吸困难、晕厥发作、心律失常、心慌、心力衰竭和猝死。当肿瘤生长至房室瓣口，随着心室的收缩和舒张，肿瘤经瓣口出入房、室时，患者常出现不同程度的症状。根据黏液瘤附着的位置，患者出现左心衰竭症状（夜间阵发性呼吸困难、端坐呼吸、肺动脉高压、肺水肿）或右心衰竭症状（外周水肿、腹水、肝大）。症状多与体位有关，在站立位置，因为重力会导致肿瘤向下移动，患者可能会发生肺充血和呼吸困难甚至晕厥，直至改变体位，瓣膜打开，症状才能减轻。晚期瘤体不断长大并且充满心腔，血液只能通过肿瘤组织的间隙流动，这严重阻碍血液流动，造成机械性的循环阻塞。如果黏液瘤从左心房突入左心室，并且收缩期卡于二尖瓣口不能返回左心房，则患者可突然晕厥，甚至猝死。

2.血管栓塞症状

心脏黏液瘤的组织疏松、脆弱，其碎片或肿瘤表面的血栓脱落是造成栓塞的常见原因，可导致脑、动脉及其他组织器官的栓塞。其症状取决于阻塞的血管。由于心脏黏液瘤多见于心脏左侧，所以栓塞主要位于脑和视网膜动脉，然后是下肢动脉、肾和冠状动脉，有时甚至在腹主动脉。全身各处的任何血管都可能受到影响，导致各种各样的症状和体征：颅内和颅外血管阻塞，导致脑梗死、偏瘫、癫痫发作、失语、视力障碍和进行性痴呆等；肺动脉栓塞，可引起胸痛和血痰等。

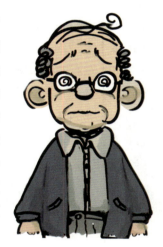

视力障碍

3.全身表现

与其他良性心脏肿瘤不同，全身非特异症状在心脏黏液瘤患者中常见，如食欲不振、反复发热、乏力、体重减轻、关节痛、肌肉疼痛、红细胞沉降率加快、贫血、血清球蛋白水平升高等。其原因与肿瘤出血、变性、坏死及多系统栓塞引起的免疫反应有关。

4.其他症状

左房黏液瘤可引起左心房扩大压迫食管，使进食受阻。瘤体堵塞肺静脉，可引起反复咯血。

四、为了诊断心脏黏液瘤需要做哪些检查呢?

1.超声心动图

超声心动图是确诊心脏黏液瘤最有价值的方法，一些无明显临床症状的患者多在体检时通过超声心动图发现。在超声影像下，瘤体呈现大小不规则、实质略强的回声光团，边界清晰并且随着心脏的收缩和舒张来回摆动。超声心动图不仅可以确定心脏黏液瘤的大小、位置、形状、附着点和活动度，还可以评价瘤体是否已经引起了血流动力学改变。

2.CT和心脏MRI

CT和心脏MRI对心脏肿瘤的性质和病变累及范围的确定有很重要的诊断价值。CT可以识别瘤体内部的钙化，起到鉴别诊断的作用。心脏MRI能清楚显示肿瘤的位置、大小、范围及其与邻近器官的关系，另外，心脏MRI较高的软组织分辨力也使其能够对心脏肿瘤性质做较准确的判断，并且在鉴别黏液瘤和血栓方面起到很好的效果。

3.血液检查

患者可出现红细胞沉降率加快、血红蛋白减少、血清蛋白电泳异常等。

五、心脏黏液瘤怎么治疗?

由于心脏黏液瘤容易出现肿块阻塞心腔，影响血流动力学，或肿瘤部分脱落导致栓塞等，所以一旦发现，应该尽早进行手术治疗，解除梗阻及肿瘤部分脱落带来的风险。手术切除肿瘤是治疗心脏黏液瘤的有效手段。在确诊到手术之前这段时间内，患者应尽量减

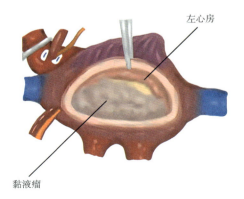

左心房

黏液瘤

心房黏液瘤手术切口暴露

少活动。当卧床休息时，左房黏液瘤患者应取平卧位与右侧卧位交替，右房黏液瘤患者应取平卧位与左侧卧位交替，以防瘤体嵌顿而导致猝死。

手术方法：在全身麻醉低体温、体外循环辅助心脏停搏下经右心房、房间隔或右心室流出道切口直视切除肿瘤，部分患者因肿瘤较大，切除肿瘤根部时累及房间隔或心房组织较多，可取大小适宜的牛心包（在牛心脏外面的一层薄膜）或涤纶补片（一种人工合成材料）重建心房及房间隔。

六、心脏黏液瘤的预后怎么样？

心脏黏液瘤患者的预后主要取决于肿瘤的病理类型及浸润范围，如果能早发现、早治疗，预后一般良好，但部分有复发的可能，少数复发后出现恶变。复发可能与肿瘤切除不彻底或瘤体破裂遗留细胞种植、肿瘤恶性变、家族性类型等有关。因此对确诊心脏黏液瘤的患者，应该加强随访工作，避免病情加重或者复发，在日常生活中应戒烟戒酒，同时注意保持低盐、低脂、低糖的饮食习惯，以及保持良好的其他生活习惯。

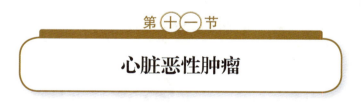

第十一节

心脏恶性肿瘤

一、什么是心脏恶性肿瘤？

如果说心脏黏液瘤是一个淘气但无恶意的"房客"，那心脏恶性肿瘤就是一个真正的"恶魔"。虽然少见但凶残异常，在心脏这个脆弱的"城堡"里肆意破坏，危及患者生命。

心脏恶性肿瘤分为两大类：原发性心脏恶性肿瘤和继发性心脏恶性肿瘤。原发性心脏恶性肿瘤是很少见的肿瘤，发生概率占全身各部位肿瘤的$2.5 \times 10^{-7} \sim 7.5 \times 10^{-5}$，占原发性心脏肿瘤的$10\% \sim 25\%$，可以发生在任何年龄，多见于成人，75%发生在49岁以下，婴幼儿发生率不足10%。继发性心脏恶性肿瘤则是从身体其他部位转移而来的"不速之客"，发生概率是原发性心脏恶性肿瘤的$20 \sim 40$倍，理论上身体其他任何组织来源的原发性恶性肿瘤都有可能转移至心脏，常见的"始作俑者"是肺癌、乳腺癌和食管癌，预后极差。

本节主要介绍原发性心脏恶性肿瘤（下文简称心脏恶性肿瘤）。

二、心脏恶性肿瘤有哪些类型？

任何心脏内组织成分在生长发育的过程中出现恶性病变都可以形成心脏恶性肿瘤，具体原因不详。

心脏恶性肿瘤有很多种类，一般都来自间叶细胞，以肉瘤为主，占心脏恶性肿瘤的75%。心脏恶性肿瘤的组织类型有血管肉瘤、横纹

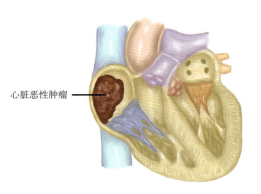

心脏恶性肿瘤

肌肉瘤、纤维肉瘤、神经源性肉瘤、平滑肌肉瘤、脂肪肉瘤等。肿瘤常发生于右心系统，尤其多发于右心房。恶性心脏肿瘤生长速度快，对组织侵蚀能力强，肿瘤早期患者常无明显症状，当患者出现症状时肿瘤往往体积较大，常累及心脏瓣膜、大血管、冠状动脉及传导系统。

三、心脏恶性肿瘤有什么临床表现呢？

心脏恶性肿瘤患者的临床表现取决于肿瘤的位置、大小、局部浸润及有无远处转移。早期可无任何症状，但由于恶性肿瘤生长迅速，一旦出现症状，病情将迅速恶化，主要症状表现为心肺相关症

状，最常见的症状是呼吸困难，其他常见症状包括肿瘤侵犯心包所致心包积液或心脏压塞（心脏因心包腔内充满血液而不能正常泵血）引起胸闷和气短等症状；肿瘤侵犯心脏瓣膜及大血管出入口所致的进行性和顽固性心力衰竭；肿瘤脱落所致栓塞相关症状；肿瘤累及窦房结、房室传导系统及心肌所致恶性心律失常；远处转移所致多器官症状，如转移至肺则可出现咳嗽、咯血和气短等症状。

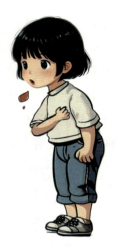

四、为了诊断心脏恶性肿瘤需要做哪些检查呢？

1.超声心动图

超声心动图是首选的影像学检查方法，具有明确诊断和鉴别诊断的意义，可以明确肿瘤与心内结构的关系，可准确测量出心脏内肿瘤的大小、形态，是否有蒂，和周边组织分界情况，以及判断是否有心包积液及积液量，但对肿瘤侵犯程度及纵隔、心外转移等方面的评价与诊断存在一定局限性。

2.CT

CT可明确肿瘤与纵隔、大血管的关系，但是通过CT平扫发现肿瘤较困难，需结合增强扫描，在心脏肿瘤的诊断中受到限制。

3.心脏MRI及PET-CT

心脏MRI可以对超声结果进行重要补充，包括进一步准确定位、明确肿瘤与周围组织的毗邻关系及全身转移情况等。PET-CT能较为准确地诊断心脏恶性肿瘤，而延迟显像能进一步提高诊断的准确性，为确定手术指征和手术方案提供依据。

4.胸部X线

胸部X线可见心影局部增大，可伴有心包积液或胸水的表现。

5.心肌超声造影

心肌超声造影可直接从血流灌注层面反映肿瘤特征。心脏原发性恶性肿瘤的心肌超声造影均呈高增强，心脏继发性恶性肿瘤的心肌超声造影呈高增强或低增强，直径＞5.0 cm的心脏恶性肿瘤的心肌超声造影呈高增强。

6.术前活检

可采用经颈静脉右心导管检查技术，对右心系统肿瘤可明确肿瘤组织类型。

五、心脏恶性肿瘤怎么治疗？

治疗原则：恶性肿瘤早期尚局限在心脏内，有切除的可能，应手术治疗。晚期患者手术的目的仅为减轻梗阻症状，确定病理诊断。

1.一般治疗

给予适当利尿治疗，纠正水、电解质紊乱，改善营养状态。心功能不全的患者需强心治疗。进行周身细致的检查，以判断是否有远处转移。

2.药物治疗

心脏恶性肿瘤无法通过药物治愈，涉及的用药主要是强心药物、利尿药物、化疗药物等。

3.手术治疗

①当心脏恶性肿瘤瘤体较小，浸润范围局限时可施行切除手术，并修补心脏残缺的部分。②当心脏恶性肿瘤瘤体较大，浸润范围广泛，无法彻底切除时，可对瘤体大部切除，以缓解血流梗阻症状或改善瓣膜功能，必要时可附加瓣膜置换术或冠状动脉搭桥术以改善术后心功能。③如肿瘤局限在心肌内，尚未突破心内膜和心外膜的患者，可考虑心脏移植。

六、心脏恶性肿瘤的预后怎么样？

心脏恶性肿瘤无自愈的可能，手术往往难以彻底切除，即使完整切除，仍容易复发并通过血液向远处转移，导致预后不良，但手术可解除机械梗阻，或解除心脏压塞，缓解症状，为其他后续治疗提供机会，在一定程度上可延长寿命。部分心脏恶性肿瘤浸润范围大、与周围组织粘连严重，手术难度大，术后并发症多，这部分患者远期生存时间往往较短，预后差。因此在手术治疗的同时需联合其他多种治疗措施，包括辅助化疗和放疗，以期改善患者预后。

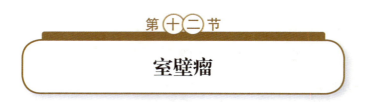

室壁瘤

一、什么是室壁瘤？

心脏的冠状动脉主要分支有左前降支、左回旋支、右冠状动脉，一旦某支动脉管腔出现极重度狭窄、粥样斑块脱落或血栓形成，导致冠状动脉急性缺血，其所供血的局部心肌细胞缺血坏死，病变部位心肌变薄，心室内高压使梗死部分的心肌逐渐向外膨出形成室壁瘤（ventricular aneurysm）。

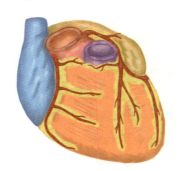

室壁瘤

室壁瘤是急性心肌梗死的一种严重并发症，好发于左心室心尖部，少数发生于下后壁近心底部，发生率为10%～35%。室壁瘤一旦形成后患者可伴心绞痛、充血性心力衰竭、室性心律失常和血栓形成，严重者出现室壁瘤破裂。其他原因如创伤和心脏手术、先天性原因也可引起本病，但不常见。因心室室壁瘤好发于左心室，所以本节主要介绍左心室室壁瘤。

二、室壁瘤有哪些类型？

室壁瘤按病理解剖分为真性室壁瘤和假性室壁瘤。

（1）真性室壁瘤：当急性心肌梗死患者发病时，病变部位的心肌细胞坏死，进而导致室壁变薄并丧失收缩能力，心肌组织在愈合过程中被结缔组织替代，梗死部位形成较为薄弱的瘢痕区域，当心肌收缩时，该瘢痕区与正常组织出现反向运动。真性室壁瘤根据病程可分为急性和慢性室壁瘤。急性室壁瘤：在心肌梗死发病后24小时内形成，心脏破裂的风险很高。慢性室壁瘤：在急性心肌梗死发病15天后形成，较少发生心脏破裂。

（2）假性室壁瘤：心肌梗死急性期，心室壁已破裂，破口周围由血栓堵塞或者粘连，室壁瘤壁由心包膜组成。

假性室壁瘤与真性室壁瘤的区别是假性室壁瘤心室壁已破裂。

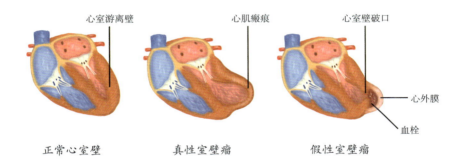

正常心室壁　　　　　真性室壁瘤　　　　　假性室壁瘤

三、室壁瘤有什么表现呢？

临床表现主要与左心室室壁瘤大小相关，较小的室壁瘤可无症状，大的室壁瘤主要表现为频繁发作的心绞痛。

心绞痛是左心室室壁瘤最常见的症状，常为突然发生的位于胸骨体中上段的压榨性疼痛，也可波及心前区，可放射至左肩、左上肢

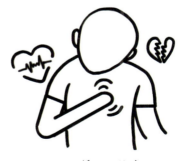

心悸、心绞痛

前内侧，达无名指和小指，偶伴濒死感。胸闷也是较常见的症状之一，当患者左心室壁梗死的心肌超过20%，或左心室收缩和舒张功

能下降均可导致胸闷。近1/3的左心室室壁瘤患者有房性或室性心律失常，可导致心悸、胸闷、头晕、低血压、出汗，严重者可出现晕厥和猝死。

超过50%的左心室室壁瘤患者在尸检或手术时被发现有附壁血栓，血栓随血液流动到达全身各处，可至脑部导致脑卒中，也可至周围血管，导致疼痛、感觉异常、运动障碍、肢体脉搏减弱或消失等局部血管栓塞表现，但发生率较低。

四、为了诊断室壁瘤需要做哪些检查？

1.胸部X线

胸部X线可见左心室扩大，肺淤血，心脏左缘局部膨出或边缘异常。

2.超声心动图

超声心动图是左心室室壁瘤首选的无创检查方法，敏感性和特异性均较高，能清晰显示心内腔室结构，观察室壁厚度及运动情况，观察有无室壁瘤形成及瘤体产生的位置、形态及大小，且能较好地判断出患者心功能与室壁瘤各参数之间的关系，亦可发现附壁血栓及二尖瓣反流，便于临床医师制订下一步治疗方案。

3.放射性核素血管造影

放射性核素血管造影可准确发现并评估左心室室壁瘤，并可对心室各段的室壁运动情况进行数据分析。

4.MRI

MRI是评估左心室容量的可靠手段，也可明确附壁血栓的存在。MRI可精确反映心腔的解剖结构，对诊断和描述室壁瘤的形态具有明显优势。

5.左心室声学造影

左心室声学造影是诊断室壁瘤的一项金标准，通过注射造影剂来观察左心室的形态结构和功能，可能直观地显示室壁瘤的位置和大小。

五、室壁瘤怎么治疗？

治疗目标：改善心室重塑、预防和治疗心力衰竭、防止血栓栓塞型并发症等。

无症状的左心室真性室壁瘤患者，其预后相对较好，可考虑用药物治疗原发病并预防心力衰竭，不需手术处理，可密切随访观察。对于伴有严重冠状动脉病变的无症状患者，如重度左主干或三支病变等，虽然室壁瘤较小，在行冠状动脉旁路移植术治疗的同时，可同时修补大的、症状轻微的室壁瘤。对于有症状的左心室真性室壁瘤患者应及时手术治疗，其远期疗效明显优于单纯药物治疗。假性室壁瘤无论是否具有症状均应尽快采取手术治疗，因为随时有破裂的可能。先天性室壁瘤也有破裂或栓塞的可能，一旦确诊也应手术治疗。

1.药物治疗

药物治疗方面，由于室壁瘤大部分是由心肌梗死引起，所以治疗冠心病的相关药物是室壁瘤治疗的基础。此外，对于合并附壁血栓的患者，为防止体循环栓塞，有必要进行药物抗凝治疗，需注意出血风险。

2.经典室壁瘤治疗

经典室壁瘤手术方式如下。

（1）经皮心室重建术：采用经皮股动脉植入心室隔离装置的方法，减少左心室舒张和收缩末期容积，减少收缩期室内分流，使患者的左心室射血量增加，临床症状和心功能得到改善。

（2）闭式左心室室壁瘤切除术：使用侧壁钳从左心室室壁瘤外面水平折叠完成闭式左心室室壁瘤切除术。该技术不切开室壁瘤，仅用于无严重心功能不全及无附壁血栓的小室壁瘤，目前该技术应用甚少。

（3）线性修补术：该技术相对简单，避免在心腔内使用人工材料，缺点是将室壁瘤的侧壁和内侧壁间隔缝在一起，明显减小了左

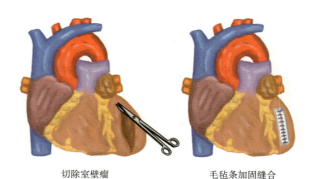

切除室壁瘤　　　　　　毛毡条加固缝合

室壁瘤切除、缝合

心室腔的大小，造成左心室几何结构的扭曲，而且不能消除室间隔的反常运动。

（4）Jadene技术：通过左心室重建技术，将心室扩张区扭曲的正常肌束尽可能恢复到它原始的方向和位置，减小左心室腔的直径和收缩期的短缩。一般适用于下壁或后壁室壁瘤，该术式能够清除室间隔的反常运动。

（5）Dor标准术式：采用心内补片技术旷置完全无运动，但又不能切除的心肌梗死区并重建左心室梗死前的形状。适用于前壁室壁瘤，同期行冠状动脉搭桥术。目前对于较大室壁瘤的切除手术，应用补片做左心室成形术相较经典的单纯缝合术，具有重建心腔正常形态、改善心脏做功、减少心律失常发生等优点，近年来已广泛采用。

近年来，针对室壁瘤的治疗策略在不断更新。除经典的手术方式外，大部分的治疗方法仍处在实验室或者临床试验阶段。外科的治疗选择日渐多样化，如心脏移植、机械辅助、心肌细胞再生与替代、外部支持治疗等，但都因为临床证据有限，尚处于临床试验阶段。

3.心脏移植

对于室壁瘤巨大，心功能差，冠状动脉病变广泛，不适合行旁路移植术的患者，手术要非常谨慎，可考虑进行心脏移植。因为心脏移植属于异体器官移植，受体对移植心脏具有免疫排斥可能，对于心脏移植患者来说，出现免疫排斥的风险始终存在，所以必须长期应用免疫抑制剂，但是免疫抑制剂具有一定的副作用，如增加感染的可能性、出现感觉异常、易发肿瘤等，还有部分患者术后可能发生肾功能不全，应慎重考虑后使用。

六、室壁瘤的预后怎么样？

左心室室壁瘤伴有左心室增大、心功能降低和严重冠状动脉病变的患者，预后不佳。尽管目前药物可有效控制此病的症状，但几年后就会出现心功能失代偿，此后病情恶化迅速，甚至发生死亡，5年生存率为47%，10年生存率仅为18%。

本病患者若病情不重，治疗及时，护理妥当，术后症状多有改善。文献报道，大多数行左心室室壁瘤手术的患者，术后左心室功能得到明显改善，生存质量得到提升，5年生存率在73%～90%，术后远期生存率相差较大，可能是患者身体素质的差异导致。患者宜定期门诊随访，监测室壁瘤大小及心室壁厚度。

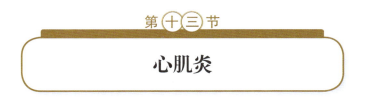

心肌炎

一、什么是心肌炎？

心肌是一种肌肉组织，主要由心肌细胞（又称心肌纤维）组成。心肌细胞呈短柱状，有分支，分支互相连接成网状，心肌细胞之间有少量的结缔组织、血管、淋巴管和神经。广义的心肌细胞组成包括窦房结、房内

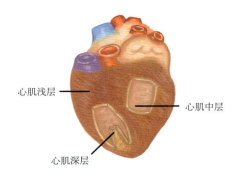

心肌浅层

心肌中层

心肌深层

心室肌结构示意图

束、房室交界部、房室束和浦肯野纤维等特殊分化的心肌细胞，以及心房肌和心室肌工作细胞。特殊分化的心肌细胞组成了心脏起搏传导系统，具有自律性和传导性，是心脏自律性活动的功能基础；心房肌和心室肌工作细胞具收缩性，是心脏舒缩活动的功能基础。

心壁由心内膜、心肌层和心外膜组成，心肌层是构成心壁的主要部分，可分为心房肌和心室肌两部分。心房肌较薄，由浅、深层组成；心室肌较厚，尤其是左心室肌，一般分为浅、中、深层。心房肌和心室肌不相连续，因此心房肌和心室肌可以分别收缩。

心肌炎（myocarditis）是指各种病因引起的心肌局限性或弥漫性的急性、亚急性或慢性的炎症性病变，可原发于心肌，也可以是全身性疾病同时或先后侵犯心肌而发生。心肌炎起病急缓不定，少数呈暴发性导致急性心力衰竭或猝死，病程多有自限性，但也可进展为其他心脏疾病。心肌炎在各年龄组均可发病，在儿童和青少年中发病率较高，在成人心肌炎患者中，以青壮年发病更常见。

心肌炎的发病机制包括：①直接损伤。病原体直接侵犯心肌，造成心肌直接损害，特别是导致心肌细胞和起搏传导系统病变。②免疫反应。人体对外来或自体抗原产生抗体，抗体与组织细胞相结合而引起的局部改变，可损害心肌组织结构和功能。

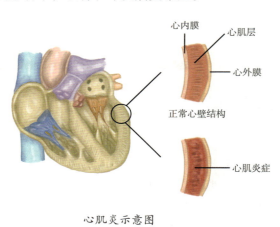

心肌炎示意图

二、为什么会患心肌炎？

心肌炎最常见的病因是病毒感染，本书重点叙述病毒性心肌炎。病毒性心肌炎常见的致病病毒有柯萨奇B组病毒、埃可病毒、疱疹病毒、脊髓灰质炎病毒等。其中，柯萨奇B组病毒是最为常见的致病原因，占30%～50%。腺病毒、流感病毒、风疹病毒、肝炎病毒、EB病毒、巨细胞病毒和人类免疫缺陷病毒（HIV）等都能引起心肌炎。此外，细菌、真菌、螺旋体、立克次体、原虫、蠕虫等，以及药物、毒物、放射物质、结缔组织病、血管炎、巨细胞心肌炎、结节病等，均可能引起心肌炎。

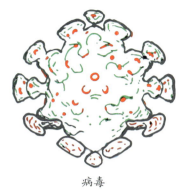

病毒

三、心肌炎有哪些类型？

根据致病原因不同，心肌炎分为以下三类：①感染性心肌炎。以病毒性心肌炎和细菌性心肌炎常见。②过敏、变态反应或风湿性疾病过程中引起的心肌炎。③理化因素引起的心肌炎。化学毒物、对心脏有毒性的药物、放射物质等。其中，急性重症病毒性心肌炎，又称暴发性心肌炎，起病急骤，病情进展迅猛，可突发心力衰竭、心源性休克或致死性的心律失常。暴发性心肌炎的临床表现缺乏特异性，早期确诊有一定难度，如果诊治不及时，病死率极高。

按照病程，可将心肌炎分为急性心肌炎、亚急性心肌炎和慢性心肌炎。一般病程在3个月以内的心肌炎称为急性心肌炎，大多数急性心肌炎患者经过适当治疗后可痊愈，不遗留任何症状或体征。病程在3～6个月者称为亚急性心肌炎，病程在1年以上者称为慢性心肌炎。慢性心肌炎是由部分急性或亚急性心肌炎患者病情反复、迁延不愈导致，而后逐渐出现进行性心脏增大、心功能减退。

按照病情轻重可将心肌炎分为轻型、中型和重型心肌炎。

基于临床实践，2023年日本循环学会（JCS）提出了全新的心肌炎临床分型方法。依据起病方式和病程将心肌炎分为急性心肌炎、慢性活动性心肌炎、慢性心肌炎、慢性炎症性心肌病（包括炎症性扩张型心肌病）和心肌炎后心肌病五种类型。

四、心肌炎有什么表现？

心肌炎患者的病情轻重主要取决于病变的广泛程度与部位，其临床表现差异较大，轻重程度差异也大。

1.症状

轻者可完全没有症状，重者可出现严重心律失常、心功能不全甚至猝死。在病毒感染与心肌炎发病之间往往有一段潜伏期，为1～3周。多数患者在心肌炎发病前有呼吸道感染、消化道感染或其他前驱症状，如发热、疲乏、心慌、气急、肌肉酸痛、恶心、呕吐、腹泻等。

2.体征

查体常有心律失常，以房性期前收缩、室性期前收缩及房室传导阻滞最为多见。心率可增快或减慢，听诊可闻及心脏杂音。轻症患者心脏可不增大，或暂时性扩大后恢复，若心脏明显扩大则反映心肌炎广泛而严重。重症患者可出现急性心力衰竭，可有颈静脉怒张、肺部湿啰音、肝大、四肢湿冷等体征。

五、为了诊断心肌炎需要做哪些检查？

1.血液检查

心肌炎患者血液检查结果显示高灵敏度肌钙蛋白和C反应蛋白等炎性标志物数值升高。

2.心电图

心肌炎患者心电图检查可出现各型心律失常，特别是室性心律失常和房室传导阻滞等。

3.超声心动图

心肌炎患者超声心动图检查结果可示正常，也可显示心肌壁厚度增加，心脏增大，左心室收缩功能减低等。

4.心内膜心肌活检

对于病情急重、病因未明、血流动力学不稳定、恶性心律失常、治疗效果差等心肌炎患者，可使用心内膜心肌活检。此检查是利用导管在心脏取活检标本，可以明确患者炎症性心脏病的急性或慢性表现形式，明晰细胞损害和纤维化程度，有助于疾病诊断、病情及预后判断。

六、心肌炎是否需要治疗？

轻度的心肌炎患者可能没有任何症状，或者症状较轻，经过休息可以自愈，但若有相关症状应及时前往医院就诊，一般接受适宜治疗后症状会得到改善。

七、心肌炎该怎么治疗？

心肌炎尚无特异性治疗方法，具体治疗手段主要取决于急性程度、严重程度、临床表现和病因。

1.一般治疗

患者应避免劳累和情绪波动，急性期应卧床休息，进行吸氧和营养支持。

2.对症治疗

防治诱因，控制继发感染，减轻心肌细胞炎症反应，减轻心脏损害。若出现心力衰竭，酌情使用利尿剂、血管扩张剂、血管紧张素转化酶抑制剂等；出现快速型心律失常者，可采用抗心律失常药物；

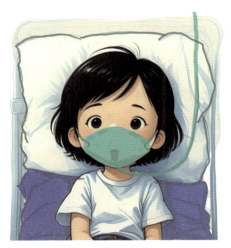

氧气吸入

并发房室传导阻滞或窦房结功能损害时，可考虑使用心脏起搏器。

3.药物治疗

可采用药物进行免疫调节、抗病毒治疗。此外，临床上还可应用促进心肌代谢、增进心肌营养的药物等，如维生素C、辅酶Q10、磷酸肌酸等。

　　暴发性心肌炎进展快、死亡率高，在药物治疗基础上，使用机械循环保证心肺支持系统，维持终末器官灌注至关重要。

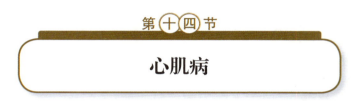

心肌病

一、什么是心肌病？

　　心肌病（cardiomyopathy）是一组异质性心肌疾病，由不同病因引起的心肌病变导致心肌机械和（或）心电功能障碍，常表现为心室肥厚或扩张。心肌病的病因复杂，很多具有明显的遗传倾向，因机械性或心电的功能异常而导致恶性心律失常和进行性心力衰竭。

二、为什么会患心肌病？

　　心肌病的病因尚未完全被阐明，可能跟以下因素有关。如曾患有急性病毒性心肌炎、家族中有类似的心肌病、出现右心室结构和功能异常、工作和生活的地理环境中化学组成异常、有长期大量饮酒史、接受某些药物治疗（如柔红霉素、氯丙嗪、阿米替林、多塞平等）、有放射性物质接触史，以及妇女在围产期有妊娠中毒症、营养不良或感染等。

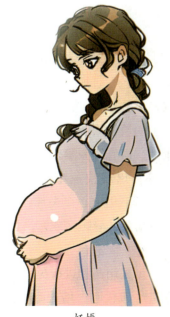

妊娠

三、心肌病有哪些类型？

2023年欧洲心脏病学会（ESC）基于就诊时表型的命名和诊断方法，根据形态和功能特征，将心肌病分为肥厚型心肌病（HCM）、扩张型心肌病（DCM）、非扩张型左心室心肌病（NDLVC）、致心律失常性右心室心肌病（ARVC）和限制型心肌病（RCM）。

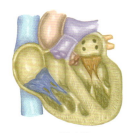
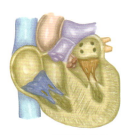
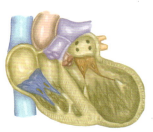

正常心脏　　　　　　肥厚型心肌病　　　　　扩张型心肌病

正常心脏与部分类型心肌病患者心脏对比示意图

四、心肌病有什么表现？

本病起病隐匿，早期可无症状。临床主要表现为活动时呼吸困难和活动耐量下降。随着病情加重，出现进行性加重的心力衰竭，可出现左心衰竭、右心衰竭、全心衰竭的各种临床表现，如心悸、气短、乏力、夜间阵发性呼吸困难、端坐呼吸、肺水肿、食欲不振等。查体可有心界扩大、心音减弱，可闻及第三或第四心音，心率快时呈奔马律，肺动脉压增高者肺动脉瓣区第二心音亢进，并可出现颈静脉怒张、肝大、肝区胀痛、下肢或全身水肿，晚期可有胸水或腹水。

因心肌坏死纤维化波及心肌及传导系统，可引起各种快速型与缓慢型心律失常。如室性期前收缩、房性期前收缩、房性心动过速、室性心动过速、心房颤动、心室颤动、房室传导阻滞及室内传导阻滞等。

五、为了诊断心肌病需要做哪些检查？

1.心电图

对心肌病，心电图检查缺乏诊断特异性，但一些心电图特征能够提示特定的病因或形态表型，包括房室传导阻滞、室性期前收缩等。

2.胸部X线

胸部X线检查可显示心脏各房室腔增大、肺淤血、心包积液等征象。

3.超声心动图

超声心动图检查是诊断心肌病的常用重要手段，可显示心脏增大，心肌增厚或变薄，心肌收缩功能下降，心脏运动减弱，心室射血分数降低。

4.心脏MRI

心脏MRI检查在心肌病诊断、监测疾病进程和风险分层中具有重要的价值。

5.心内膜、心肌活检

心内膜、心肌活检有助于心肌炎与心肌病的鉴别诊断，对治疗具有重要指导作用。

6.基因检测

基因检测对心肌病的病因诊断、风险分层、治疗及生育管理、家系追踪具有重要价值。

六、心肌病是否需要治疗？

心肌病发病隐匿，进展多缓慢，患者常不能在早期明确诊断，且此病无特异性治疗方法，预后欠佳。因此，一旦确诊了心肌病需要尽早进行治疗。如果治疗不及时，可能会导致心脏增大、心律失常、心力衰竭、猝死等严重后果。对于终末期难治性心肌病而言，心脏移植是最后的治疗选择。

七、心肌病怎么治疗？

心肌病的病因难以明确，治疗的目的是症状管理，识别和预防并发症（包括猝死、心力衰竭和脑卒中），筛选存在潜在风险的亲属。可采用包括心肌病专家、心脏病专家、遗传学家、遗传顾问、病理学家在内的团队式综合管理对心肌病进行治疗。

首先需要积极寻找引起心肌病的原因，给予相应治疗，如控制感染、戒烟限酒、治疗相应的基础疾病、纠正水和电解质紊乱等。在疾病的早期，当出现心脏扩大、心脏收缩功能损害时，应积极使用药物干预，减缓心肌损伤。如使用强心剂（洋地黄）来改善心肌收缩力；使用利尿剂，以降低心肌前负荷；使用血管扩张剂、降压药，以减轻心肌后负荷；可使用抗心律不齐药物及抗凝血剂，来预防心律不齐及血栓形成。

其次，患者需增强自身机体免疫力，预防呼吸道感染，保持口腔清洁，进食易消化的高蛋白、高维生素食物，避免刺激性食物，保证充足睡眠，避免重体力劳动及疲劳过度，女性患者不宜妊娠。

最后，对于药物已经无法改善心肌功能的终末期患者，可能需要进行心脏移植。在等待期，如有条件可以进行左心机械辅助循环（LVAD）。

知识
扩展

左心机械辅助循环

　　LVAD装置是一种高科技的机械装置，用于帮助左心室泵血。它就像一个人工的助推器，可以为泵功能受损的心脏助力，维持心脏足够的血液循环。当终末期心力衰竭患者的心脏已经非常虚弱，药物治疗效果不佳时，LVAD可以成为救命稻草，在心脏移植手术前维持患者的生命，为等待合适供体心脏争取宝贵的时间。

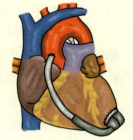

左心机械辅助循环装置

　　LVAD由三部分组成：泵、导管和控制器。泵通常植入腹部，通过一根进血导管连接到左心室，另一根出血导管则连接到主动脉。泵的工作由体外的控制器调节，控制器通过导线与泵相连，患者需随身携带。当泵开始工作时，它可以持续地从左心室抽血，再泵入主动脉。这样，即使左心室自身收缩无力，血液也能在LVAD的帮助下，源源不断地向全身输送，维持重要器官的供血。对于严重心力衰竭的患者来说，LVAD无疑是一个可靠的"左膀右臂"。

　　植入LVAD需要行开胸手术，有一定风险，患者术后也需要严密监测和管理。患者需要服用抗凝药物，预防泵内血栓形成；定期监测泵的功能，防止机械故障；还要注意导线的护理，避免感染。尽管如此，对于那些原本只能在重症监护室等待死亡的心力衰竭患者来说，LVAD无疑延续了生命的希望。

　　随着技术的进步，LVAD正变得越来越小巧、耐用、智能化。一些新型的LVAD甚至可以完全植入体内，不再需要体外的控制器和导线，这极大地提高了患者的生活质量。当然，我们必须认识到，LVAD并不是心力衰竭的终极解决方案，它只是一个桥梁，帮助患者渡过难关，直到心脏移植手术成为可能。对于一些无法接受心脏移植的患者，LVAD也可以作为"目的地治疗"，长期辅助左心功能。但无论如何，它都不能完全取代人体自身的心脏。

第十五节

心律失常

一、什么是心律失常？

心脏的跳动节奏，通常称为心律，而其失常指的是这一跳动节奏出现了异常。如果把心脏比作一栋房子，可以想象它内部空间包含"房间""门窗""墙壁"以及"水管"，与此同时还有象征电力系统的"电路"。当"电路"发生故障时，可能导致心律失常。

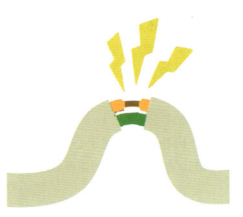

"电路"故障

心律失常这一现象经常与各类心血管疾病相关，包括但不限于冠状动脉疾病、心肌炎、心肌病和风湿性心脏病等。即便在心脏结构未见异常的人群中，过度熬夜、频繁饮用浓茶、酗酒或情绪波动等情况下，也可能诱发心律失常。该状况不受年龄限制，可以在任何时间、任何场合发生。其发作可呈现急性或慢性，病情轻重不一，严重时可能突如其来地造成严重的循环系统障碍，甚至导致猝死；而轻微的情况则可能悄无声息地开始，不引起明显症状或仅造成轻微不适。对于病情严重的患者，需要立即接受紧急治疗或现场抢救。

二、心律失常有哪些类型？

心律失常是指心脏的节律或速率异常，分为以下几个主要类型。

1.心动过缓

心动过缓时心率异常缓慢，通常每分钟少于60次，可能是因为心脏的自然起搏系统（窦房结）功能减退或电信号传导受阻。

2.心动过速

心动过速时心率异常增快，通常每分钟超过100次。心动过速可进一步分类为室上性心动过速和室性心动过速，这取决于心动过速起始于心房还是心室。

3.心房颤动

心房颤动时心房电活动快速且不规则，导致心室也以不规则的节律收缩，是常见的心律失常类型之一。

4.心房扑动

心房扑动时不同于心房颤动，发生心房扑动时心房的电活动是协调的，但是以极快的速度收缩，导致无法维持正常功能。

5.室性心动过速

室性心动过速时起源于心室的快速心率，可能会导致心脏功能不足，需要紧急治疗。

6.心室颤动

心室颤动时心室的电活动快速且极其不规则，导致心脏不再有效泵血，是紧急医疗情况，需要立即进行心肺复苏（CPR）和除颤。

7.期前收缩

期前收缩包括室上性期前收缩和室性期前收缩，是心房或者心室早于预期发生收缩。

8.心室停顿

心室暂停收缩，通常是短暂的，但可能导致昏厥甚至死亡。

9.传导阻滞

电信号在心脏内传导不正常，分为房室传导阻滞、束支传导阻滞等。

10.长QT综合征

心电图上QT间期延长，可能导致严重的室性心动过速，如尖端扭转型室性心动过速。

这些类型的心律失常可由多种原因引起，包括心脏结构问题、电解质失衡、药物副作用、疾病影响等。对于任何心律失常，重要的是通过详细的医疗评估来确定其具体类型和适当的治疗策略。

三、发生心律失常有什么表现？

心律失常的症状因人而异，有的人可能完全没有症状，有的人则症状明显。一些常见的心律失常症状如下。

1.心悸

心悸是一种患者能感觉到心跳的不适感或心慌感，表现为心跳加速、强烈或不规则。它可能是由多种原因引起的，包括生理性和病理性因素。

2.头晕或眩晕

心脏泵血效率下降导致大脑供血不足而引起。

3.气短

心脏无法有效地将血液泵送到全身，影响正常呼吸。

4.胸痛

在某些心律失常，如室性心动过速或心室颤动时，可能会出现胸痛。

5.乏力

长期心律失常可能导致患者持续感觉疲劳，常表现为肌肉的瘫软无力。

6.晕厥

由于心脏暂时无法提供足够的血液流到大脑，患者会晕倒。

7.运动耐受性下降

患者在进行体力活动时容易感到疲劳或呼吸困难。

8.快速呼吸或呼吸困难

患者在没有进行剧烈活动的情况下出现快速呼吸或呼吸困难。

9.心脏停搏

极端情况下，患者的心脏可能会暂停跳动，这是一种紧急情况，需要立即医疗干预。

需要注意的是，上述症状并不是心律失常特有的，它们也可能与其他健康问题相关。如果出现上述任何症状，尤其是胸痛或晕厥，应立即寻求医疗帮助，以排除其他可能的紧急情况。

四、为了诊断心律失常需要做哪些检查?

诊断心律失常通常需要做以下检查：

1.详细病史和体检

医生会询问症状发作的时间、持续的时间和任何可能触发症状的因素。体检可能包括心脏听诊和肺部听诊，测量血压和心率等。

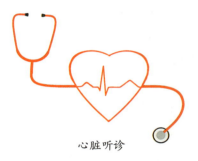

心脏听诊

2.心电图

心电图是最直接的诊断心律失常的方法。心电图可以记录心脏的电活动，显示出心跳的节律和速度，以及心脏电传导路径上的任何异常。

3.持续心电监测

持续心电监测包括Holter监测（通常为24~48小时的连续心电图记录）和事件记录器（在症状发生时激活的便携式设备），用于捕捉间歇性心律失常。

4.运动心电图

运动心电图也称为跑步机测试，可以在心脏负荷增加时检测心律失常。

5.超声心动图

超声心动图使用声波检查心脏的结构和功能，以确定是否有心脏病及导致心律失常的可能。

6.电生理研究

在有控制的医院环境中，通过在心脏中放置电极来详细检查心电活动，以确定心律失常的起源和最佳治疗方法。

7.血液检查

检查电解质水平（如钾、镁、钙在血液中的含量）、甲状腺功能、肾功能和其他可能影响心脏节律的因素。

8.胸部X线

胸部X线可以查看心脏、肺部和胸部其他结构的大小和形状异常。

9.CT或心脏MRI

CT或心脏MRI提供心脏结构的详细图片，有助于发现可能引起心律失常的结构性问题。

10.遗传测试

对于某些可疑有遗传因素的心律失常，如长QT综合征或心肌病，可进行遗传测试。

根据症状的严重性和频率，以及个人的疾病史，医生会决定需要做哪些检查来诊断心律失常。

五、发生了心律失常是否需要治疗呢？

心律失常是否需要治疗取决于其类型、严重性、症状及是否伴有其他心脏疾病。以下是一些决定心律失常是否需要治疗的因素。

1.症状

如果心律失常导致了明显症状，如胸痛、晕厥、气短或极度疲劳，通常需要治疗。

2.风险

某些心律失常增加了脑卒中或心力衰竭的风险，这些情况下通常需要治疗。

3.心脏功能

如果心律失常影响了心脏的泵血功能，通常需要治疗。

4.类型

某些类型的心律失常，如室性心动过速或心室颤动，可能危及生命，需要立即治疗，而其他一些类型，如偶尔的期前收缩，可能不需要任何治疗。

5.并发症的风险

如果心律失常增加了患者发生并发症的风险，如心血管事件，通常会建议治疗。

6.患者的日常活动和生活质量

如果心律失常虽然不危及生命，但严重影响患者的日常活动和生活质量，患者可能会选择接受治疗。

六、心律失常该如何治疗？

治疗心律失常的方法主要如下。

1.药物治疗

使用抗心律失常药物、β受体阻滞剂、钙通道阻滞剂等控制心率或节律。

2.电生理治疗

通过电复律或电击心脏来恢复正常的心脏节律。

3.射频消融

通过导管使用射频能量消除引起心律失常的心脏组织。

4.起搏器、植入式心律转复除颤器或心脏再同步化治疗

对于某些心律失常，植入这些设备可以帮助维持正常心律或在心律失常时立即进行治疗。

5.生活方式的改变

减少或避免心律失常的触发因素，如咖啡因、酒精、熬夜和压力。

总之，如何治疗应由医生根据患者的具体情况来决定。如果有心律失常的症状，应及时就医。

禁止咖啡

知识
扩展

如何预防心律失常发生?

在日常生活当中我们能预防心律失常的发生吗? 答案是肯定的, 只要自己保持良好的心态, 避免情绪波动, 保证规律的生活, 尽量不熬夜, 并且适量地参加体育锻炼, 维持好标准体重, 做好这些就能预防一部分心律失常。当然, 如果发生心律失常应该立即去医院就医, 积极治疗。

第十六节

心脏移植

一、什么是心脏移植?

心脏移植手术是一种复杂的医疗过程, 它涉及将健康心脏从供体(捐赠者)身上取出, 然后替换掉受体(接受者)身体中的不健康心脏。医生通常会利用脑死亡患者捐赠的心脏来为那些终末期心脏功能衰竭患者进行心脏移植手术, 这种手术可以是原位移植, 也可以是异位移植。原位移植是指医生会切除受体的不健康心脏, 并将供体的健康心脏缝合到原来心脏的位置; 异位移植则是将供体的心脏直接植入受体的胸腔内, 与原有心脏一起协同工作。1967年, 南非的Barnard医生完成了世界上第一例同种异体心脏移植手术, 这标志着心脏移植开始进入人们的视野。我国是在1978年4月成功完成了第一例心脏移植手术。随着技术的不断进步, 心脏移植已经成为终末期心力衰竭患者的重要治疗方法。

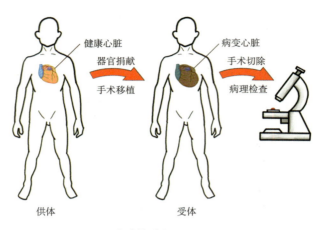

心脏移植过程

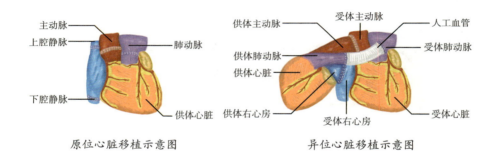

原位心脏移植示意图　　　　　异位心脏移植示意图

二、哪些人需要做心脏移植？

　　心脏移植手术主要针对那些患有严重心脏病并且常规内科手段治疗无效的患者。这包括处于终末期的各种原发性心肌病患者，如扩张型、肥厚型以及限制型心肌病。对于那些患有重度冠状动脉疾病并且手术及其他治疗无法带来改善的患者，心脏移植成为一种选择。此外，多瓣膜疾病进展到终末期且无法通过瓣膜置换手术得到治疗，或者有复杂的先天性心脏疾病无法通过传统手术得到根治的患者，他们也可能需要进行心脏移植。同样，心脏受到外伤或者患有心脏肿瘤，而传统手术方法难以施行的患者，心脏移植亦是一种救治方法。最后，对于那些接受心脏移植手术后遭遇广泛性冠状动脉硬化和心肌纤维化的患者，重新移植心脏可能是必要的治疗手段。

三、心脏移植有哪些类型？

目前心脏移植主要有以下几种类型：

1.原位移植

这是最常见的心脏移植手术类型。在这种手术中，患者的病变心脏被移除，并被捐赠者的心脏所替代。新心脏的位置和原来的心脏位置相同。

2.异位移植

这种类型的移植也被称为"双心脏"移植。在这个过程中，患者的原心脏不被移除，而是将捐赠者的心脏连接到原有心脏旁边。这种手术适用于某些特定情况，比如当患者的心脏还有一定功能或者当捐赠者心脏在单独工作时可能无法承担全部负荷时。

3.机械辅助装置

虽然这不是传统意义上的心脏移植，但心脏辅助装置（如心脏室内辅助装置或全人工心脏）可用于支持那些等待心脏移植或不适合进行移植手术的患者。这些设备有时被作为到达移植的"桥梁"或作为长期治疗的"目的地治疗"。

4.心脏重建手术

对于某些特殊的心脏问题，可能会进行心脏结构的重建而不是进行完整的心脏移植。例如，对于一些复杂的先天性心脏病患者，可以进行心脏结构的重建来改善心脏功能。

5.异种移植

这是一种实验性的心脏移植，涉及将其他物种（如猪）的心脏移植到人体中。尽管有潜力，但截至2024年，这种移植类型仍面临免疫排斥、道德和法律等多重挑战，尚未成为常规治疗。

6.基因编辑心脏移植

这是一个新兴领域，科学家们正在研究使用基因编辑技术来修改捐赠者心脏中可能引发免疫排斥反应的基因。这种技术的目的是减少心脏移植后的排斥反应并提高移植成功率。

7.干细胞治疗

使用干细胞修复受损心肌的研究正在进行中，虽然这不是传统意义上的移植，但它可能在未来用于治疗心脏病，甚至有朝一日能够重建心脏组织。

请注意，医疗技术不断进步，新的心脏移植方法、技术可能在未来出现。针对特定患者的最佳选择应当由专业医疗团队基于个体情况给出。

四、终末期心力衰竭患者需要做心脏移植手术时有什么表现？

终末期心力衰竭是指心脏功能严重衰竭，无法通过正常的生理补偿机制或药物治疗来维持足够的循环。在这个阶段，患者通常表现出以下症状和体征。

1.极度疲劳

由于心脏泵血能力下降，全身组织和器官得不到足够的氧气和营养，患者感到非常疲劳，即使是轻微的活动也会觉得非常吃力。

2.呼吸困难

心脏无法有效泵血，导致血液在肺部回流受阻，造成肺部充血和肺水肿。这可能导致静息时或睡眠时呼吸困难（静息性呼吸困难），尤其是当患者平躺时，呼吸困难可能会更加明显（端坐呼吸）。

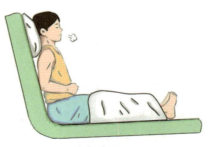

端坐呼吸

3.心律失常

心脏结构和功能的变化可能导致心律不齐，比如心动过速或心动过缓。

4.水肿

由于心脏泵血能力减弱，血液循环减慢，可能导致下肢、腹部甚至是全身的水肿。

5.晕厥、头晕或意识模糊

血液循环不足可能导致大脑供血不足，引起晕厥、头晕或意识模糊。

6.食欲下降、恶心或消化不良

循环衰竭导致消化系统血液供应不足，可能引发食欲下降、恶心或者消化不良。

7.认知功能受损

慢性低氧血症和循环不足可能影响大脑功能，导致记忆力减退或其他认知障碍。

8.疼痛和不适

心脏和其他器官的氧气供应不足可能引起胸痛或其他类型的疼痛和不适。

9.体重减轻

由于食欲下降和新陈代谢问题，患者可能会出现体重减轻。

10.心包积液

在某些情况下，心脏的心包腔内可能会积聚液体，影响心脏的泵血功能。

五、为了进行心脏移植需要做哪些检查?

心脏移植是一项复杂的手术，要求在手术前进行一系列详细的检查。这些检查旨在评估接受者的整体健康状况，确定他们是否适合进行移植手术，以及评估潜在的风险。以下是心脏移植候选者通常需要进行的一些检查。

1.血液检查

检测血型、免疫系统匹配情况、感染指标、肾功能、肝功能、电解质水平。

2.心脏功能检查

包括心电图、超声心动图、心脏MRI、核素心脏显像等，以评估心脏的结构和功能。

3.肺功能测试

评估肺部的气体交换能力和整体功能。

4.血管检查

例如冠状动脉造影，以评估心脏血管的状况。

5.免疫学测试

包括人类白细胞抗原（HLA）分型和交叉配型，以确保供体和受体之间的组织相容性。

6.感染情况筛查

进行诸如HIV、乙型肝炎病毒（HBV）、丙型肝炎病毒（HCV）、巨细胞病毒等病毒的感染情况筛查，以及其他可能影响移植结果的感染。

7.肿瘤筛查

进行肿瘤筛查以确保受者没有活跃期癌症，因为免疫抑制剂可能会增加癌症风险。

8.心理和社会评估

评估患者的心理状态，他们的支持系统，以及他们遵循长期治疗计划的能力。

9.骨密度和营养状况评估

明确患者是否存在骨质疏松或营养不良等可能影响手术结果的问题。

10.其他检查

根据患者的具体状况和病史，可能还需要进行其他专门的检查。

在进行所有这些检查后，由心脏移植团队的医生、外科医生、心脏病专家、护士和其他相关专业人士组成的多学科团队将综合评估患者的资料，以确定其是否适合接受心脏移植手术。

六、终末期心力衰竭该怎么治疗？

目前常规的治疗手段如下。

1.内科治疗

在药物方面通常会使用以下几类。利尿剂：用于减轻心脏循环负荷和水肿。β 受体阻滞剂：用于减慢心率、降低血压和减轻心脏负担。肾素血管紧张素醛固酮系统（RASS）抑制剂：如血管紧张素转化酶抑制剂（ACEI）和血管紧张素 II 受体阻滞剂（ARB）类药物。近年来新的指南也将血管紧张素受体脑啡肽酶抑制剂（ARNI）类药物，其中沙库巴曲缬沙坦被纳入抗心衰类药物，并表现出良好的临床疗效。多数患者经过规范的内科治疗能够减缓心力衰竭的进程。

2.机械循环辅助

对于一些合适的患者，植入左心机械辅助循环装置可以帮助维持心脏功能，并提高生存率。

3.心脏移植

对于大多数患者，心脏移植可能是最后的治疗选择。

4.症状控制及临终关怀

当面临终末期心力衰竭时，症状控制和临终关怀变得至关重要。这意味着医生不仅要关注患者的身体症状，还要提供综合性的支持，以确保患者在生命的最后阶段得到最佳的舒适度和尊严。

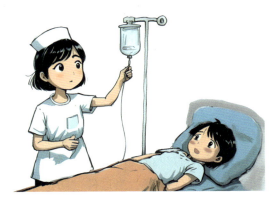

扩展
阅读

心脏移植前需要知道的事

对于那些急需更换心脏的患者，医院首先将他们纳入心脏移植前的综合评估程序。此过程包括了伦理审查、血型检测以及相应的匹配测试，并且将这些关键信息提交至国家心肺移植数据库中，以便寻找匹配的器官捐赠者。在找到适配的心脏供体后，医院会迅速通知患者准备入院并等待手术。由于适宜供体的稀缺性，时间的合理安排至关重要。两支专业团队将协同合作：一支负责提取健康的心脏，另一支则确保手术的时间安排得当，让患者做好术前准备。供体心脏一旦送达，必须立刻进行移植，因为它在离体后仅能存活8小时。成功的心脏移植手术意味着患者将获得一个正常工作的新心脏。鉴于心脏来自他人，患者必须终身服用免疫抑制剂，以减弱其自身免疫，防止对新心脏的排斥。然而，这些药物可能引起一些不良反应，比如增加感染风险、引起胃肠道问题以及肿瘤等。为了保证移植心脏的功能，患者需要定期做心脏功能的复查，并监控免疫抑制剂的血药浓度及是否出现免疫排斥反应。

第十七节

心包损伤

一、什么是心包损伤？

心包就像心脏的一件"防护服"，由一层薄膜组成，将心脏包裹其中。心包与心脏之间有少量润滑液，就像"机油"一样，让心脏在跳动时不会与心包产生摩擦。当这件"防护服"受到伤害时，

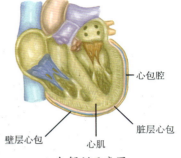

心脏的活动也会受到影响。心包损伤主要是指一些闭合性的损伤。如果伤及血管导致出血，还可能引起心脏被"压住"的症状。当心包破口较大时，心脏甚至会从破口处"跑"出来，形成心包疝。

心包腔

壁层心包　　心肌　　脏层心包

心包解剖示意图

二、为什么会出现心包损伤？

就像我们的身体会受到各种外力的伤害一样，心包也难以幸免。常见的危险因素包括：胸部外伤（如车祸、殴打所致）、利器刺伤、枪弹伤、剧烈撞击、手术并发症、感染（如结核病）、肿瘤侵犯等。这些都可能导致心包受损。

三、心包损伤有什么临床表现？

若是单纯的心包小裂伤或者合并少量心包积液，患者可没有明显的临床症状，少部分可能会有一过性的心包摩擦音或喀喇音；但如果心包内出血较多，大量的血液会从破口流入纵隔或胸腔而导致循环不稳定，可表现出胸痛、胸闷、肢端湿冷、烦躁不安、血压下降、脉搏细速等失血性休克（大量失血导致昏迷）的症状。

还有一种更凶险的情况。如果心包内出血多但破口狭小不通畅，那么血液就不能流入纵隔或胸腔，将会蓄积在心包内，导致心包腔压力迅速上升，出现急性心脏压塞征象。患者会出现循环衰竭的症状，部分严重患者会有典型的贝克（Beck）三联征（心音遥远、动脉压下降、静脉压升高）。一旦出现"奇脉"（即吸气时脉搏显著减弱或消失），则提示发生了急性心脏压塞。

当心包破口足够大时，心脏可从心包破口脱出形成心包疝，心脏的舒缩功能受到限制，导致静脉血液回流受阻，影响动脉血排出。此类患者病情危重，大多结局为猝死。

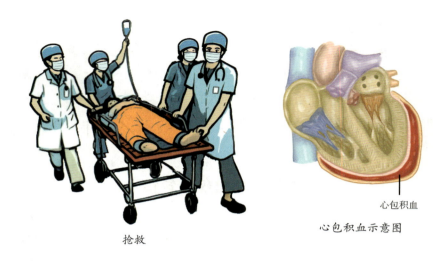

抢救

心包积血

心包积血示意图

四、为了诊断心包损伤需要做哪些检查?

1.超声心动图

超声心动图可直观显示出心包内的液性暗区、心搏幅度和心包腔内纤维素样物沉积。

2.胸部X线

胸部X线对心包积液的患者检查意义有限,胸部X线片显示心脏阴影正常或稍大,如果图像表现为心脏轮廓外周局部隆起,则需要考虑心包疝的可能。

五、心包损伤是否需要治疗?

心包损伤早期如无并发症者无须特殊处理。少数晚期并发缩窄性心包炎则需进行药物或手术治疗。当出现急性心脏压塞时,需要立即减压治疗。

六、心包损伤怎么治疗?

1.抗休克治疗

如果心包损伤导致心脏压塞,即心包腔内积血压迫心脏,影响其正常跳动,需要进行心包穿刺,紧急抽出积血,恢复血流动力学平衡。同时补充血容量、使用药物维持血压和有效血液灌注。

2.手术治疗

如果心包损伤形成心包疝，或同时合并心脏或大血管损伤出血，则需要尽快手术，立即切开心包清除心包积血及凝血块，修补受损的心脏、血管。

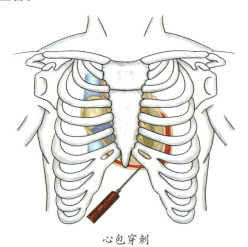

心包穿刺

扩展阅读

什么是"奇脉"？

奇脉，又被称为"吸停脉"，指吸气时脉搏显著减弱或消失，这是左心室每搏量减少所致。正常人脉搏强弱不受呼吸周期影响，但当出现心脏压塞或心包缩窄时，吸气时右心舒张受限，回心血量减少而影响右心排血量，右心室排入肺循环的血量相应减少；肺循环受吸气时胸膜腔负压的影响，肺血管扩张，致使肺静脉回流入左心房血量减少，因而左心室排血也减少。这些因素形成吸气时脉搏减弱，甚至不能触及。

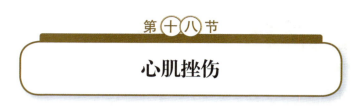

心肌挫伤

一、什么是心肌挫伤?

心肌挫伤(myocardial contusion，MC)指因钝性暴力造成的心脏损伤，无原发性心内结构损伤或心脏破裂。其严重程度与钝性暴力的撞击速度、质量、作用时间、心脏舒缩时相和心脏受力面积有关。常见于钝性胸部创伤，以高发生率和病死率为特征，大多数来自交通伤、高处坠落伤、撞击伤或挤压伤，轻症心肌挫伤常被合并多发伤掩盖，重症心肌挫伤者常因心脏破裂死于现场。

目前根据心肌挫伤致伤原因，其作用机制分为3种。

1.直接作用

钝性暴力直接作用于胸部导致心肌损伤。

2.间接作用

胸、腹部受压变形，腹主动脉、腔静脉挤压，血管腔内压力骤然升高，大量血流瞬间涌入心脏，造成心肌损伤。

3.挤压作用

外力挤压胸部，使得脊柱与胸部空间狭窄引起心肌损伤。

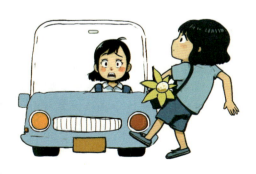

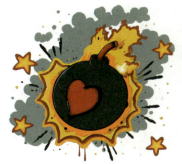

二、为什么会患心肌挫伤？

目前常见的致伤原因是汽车紧急刹车时驾驶员前胸壁撞击于方向盘上，其他原因还有拳、棍棒、球类对胸部高速打击，动物踢伤，爆震伤，高处坠伤等。

三、心肌挫伤有什么表现？

心肌挫伤的临床表现多样，症状、体征个体差异大，多数有胸痛、胸闷或背痛等症状，但这些症状也可由其他损伤引起。

轻度心肌挫伤可能无明显症状，或仅引起心外膜至心内膜下心肌出血、少量心肌纤维断裂；中、重度心肌挫伤患者可能存在胸前壁软组织损伤和胸骨骨折，发生心肌广泛挫伤、大面积心肌出血坏死，甚至心内结构，如瓣膜、腱索和室间隔等损伤，可能出现胸痛、心悸、气促、严重心律失常、心功能障碍、心源性休克甚至心脏破裂。

四、为了诊断心肌挫伤需要做哪些检查？

1.血液检查

心肌酶学检测肌酸激酶及其同工酶、心肌肌钙蛋白等均有上升。

2.心电图

心电图可出现ST段和Q波改变，出现房性期前收缩、室性期前收缩、心动过速、心动过缓等心律失常。

3.超声心动图

超声心动图可显示心脏结构和挫伤心肌节段功能异常，经食管超声心动图能提高心肌挫伤的检出率。

4.心脏磁共振（CMR）

心脏磁共振（CMR）可评估心肌组织特征，能反映心肌组织发生的病理改变，如出血、水肿、坏死及纤维化等，可以明确疾病诊断和病情严重程度，在评估心肌方面具有重要价值。

5.X线和CT检查

胸部X线检查对诊断心肌挫伤早期诊断意义不大，但可能发现其他合并的胸部损伤。CT检查可见肺淤血、心影增大等征象。

6.心血管造影

心肌挫伤后的心肌坏死或罕见的室壁瘤，需要通过心血管造影进行鉴别和诊断。

五、心肌挫伤是否需要治疗？

心肌挫伤临床表现差异大，易被其他疾病掩盖，若未得到及时治疗，可能会导致心律失常、心功能障碍、心源性休克、心脏压塞、心绞痛、心肌梗死、猝死等相关并发症出现，应及时就医处理。

六、心肌挫伤怎么治疗？

目前心肌挫伤治疗以对症、支持治疗为主，早期应严密监护，使患者充分休息，给予吸氧、镇痛等，维持血流动力学稳定，给予能量合剂和营养心肌药物，积极预防可能致死的并发症，如心律失常和心力衰竭等。单纯心肌挫伤后2～5周心功能可逐渐恢复正常。对于继发心脏大血管破裂、瓣膜损伤、心包积液或心脏破裂等情况者，应考虑早期行急诊手术。

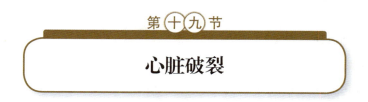

第十九节

心脏破裂

一、什么是心脏破裂？

心脏破裂，顾名思义，是指心室壁和（或）心房壁出现穿透伤或撕裂伤，导致患者因急性心脏压塞或失血性休克而迅速死亡。有报道将心脏破裂分为四种类型，从Ⅰ型至Ⅳ型，心脏破裂程度逐渐加重。

二、为什么会发生心脏破裂？

心脏破裂多发生于以下情况：

1.外伤

开放性外伤如由子弹、弹片等穿透心脏会导致穿透性心脏破裂。闭合性胸部外伤（即没有开放性伤口）也可能会导致心房和心室壁全层撕裂或室间隔穿孔等钝性心脏破裂。其中闭合性胸部外伤引起室间隔穿孔概率较小，可能是心脏在充盈状态下，突然受到强烈外力挤压或由局部室间隔心肌挫伤导致的心肌梗死引起。

2.急性心肌梗死

急性心肌梗死患者在心肌出现损伤的情况下，也有可能发生钝性心脏破裂。该种心脏破裂多发生于急性心肌梗死发生后的2周内，以急性心肌梗死发生后4～7天的时间段为高发期。其中老年人、女性及首次发生急性心肌梗死患者发生心脏破裂的风险更大。心肌梗死累及的部位与心脏破裂发生的部位密切相关。

三、心脏破裂有哪些类型？

根据心脏破裂发生部位可分为心室游离壁破裂、室间隔穿孔及乳头肌断裂等，其中以左心室游离壁破裂最为常见，有1%～2%的急性心肌梗死患者会在发病1周内出现室间隔穿孔。破裂部位不同，心脏破裂的表现也不同，如不能及时发现并治疗，患者预后往往不良。

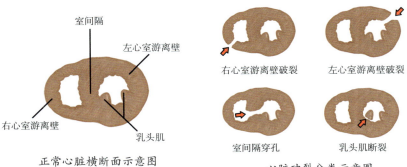

正常心脏横断面示意图

心脏破裂分类示意图

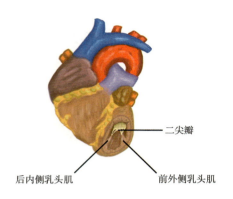

二尖瓣

后内侧乳头肌　　　　前外侧乳头肌

左心室乳头肌示意图

四、心脏破裂有什么表现？

心脏破裂会导致患者心脏血液自心脏破裂处不断溢出，流入心包腔或胸膜腔，心脏破裂部位不同，表现也不同。

心室游离壁破裂是最常发生的心脏破裂。心肌梗死后的心室游离壁破裂可能导致患者猝死，这可能是少数患者的首发症状，与之相关的低血压是患者的主要表现；创伤后的心室游离壁破裂多表现为心源性休克或低血容量性休克，症状主要包括呼吸困难、胸痛、低血压、四肢发冷，偶尔还会出现精神状态改变。开放性外伤导致心脏破裂的患者除血压低、心率加快及颈静脉充盈或怒张等循环功能障碍表现外，还会出现心脏出血外溢，血液从前胸伤口处涌出。

室间隔穿孔多发生于心肌梗死后，左右心室间"墙壁"破裂导致的心脏内血流走向突然异常会使多数患者出现阵发性胸闷、胸痛，最主要的临床症状是由心力衰竭及心源性休克导致的血压下降，四肢湿冷，胸闷、气短、呼吸困难，不能平卧，少尿及脾大等。同时，胸痛可能再次发作，伴有恶心、呕吐等表现，能在胸骨左缘第3～4肋间感受到震颤。

部分急性心肌梗死会诱发乳头肌断裂，导致急性二尖瓣大量反流的发生，引起急性肺水肿和心源性休克，主要表现为呼吸困难、咳粉红色泡沫样痰、不能平卧、四肢湿冷及血压下降等。

五、为了诊断心脏破裂需要做哪些检查？

1.心电图

心电图检查能够通过波形的改变提示患者心脏收缩功能的异常。

2.胸部X线

胸部X线能够提示患者心脏大小与形态有无异常，如出现心脏破裂则检查报告中可能会出现"可见心影增大"等结果。

3.二维超声心动图

二维超声心动图能够提示患者心脏大小及功能有无异常，如出现心脏破裂则检查报告中可能会出现"可见心包积液"和（或）"可见心脏收缩、舒张功能异常"等结果。

4.心包穿刺

心包穿刺能够提示是否出现心脏破裂出血流入心包腔，如出现心脏破裂则心包穿刺可能会抽出不凝血（不包含凝血物质的不易凝固的血液）。

六、心脏破裂是否需要治疗？

无论破口出现在心脏的什么部位，都应予以积极的治疗。症状较轻者可采用药物控制，并密切观察。病情较重者应立即施行手术抢救，在手术准备期间，遵医嘱快速输血补液，并使用药物治疗，为开胸手术抢救争取时间。

七、心脏破裂怎么治疗？

心脏破裂一经诊断应首先使用药物充分镇静并维持血压在正常范围内，同时需迅速做好紧急开胸手术的准备。通过手术解除心脏压塞并修补心脏裂伤是抢救心脏

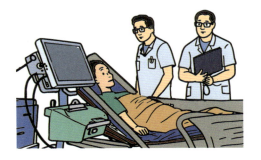

破裂唯一有效的治疗手段。

心室游离壁破裂多采用手术修补的治疗方式。室间隔穿孔多采用手术修补，同时会尽可能行冠状动脉旁路移植术，改善心肌供血，促进患者术后恢复心功能及提高远期存活率。乳头肌断裂多采用瓣膜置换术，必要时加做冠状动脉搭桥术。

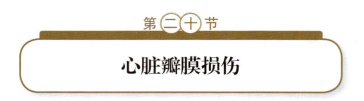

第二十节
心脏瓣膜损伤

一、什么是心脏瓣膜损伤？

心脏瓣膜损伤是一种由多种原因导致的较复杂的心脏内各瓣膜的损伤，单一瓣膜损伤较少见，多为几种瓣膜损伤同时存在。心脏瓣膜损伤会导致受损瓣膜关闭不全，心脏负荷突然增加，患者会突然出现逐渐加重的心力衰竭。

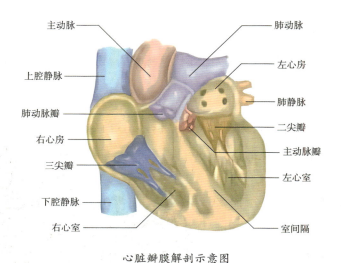

心脏瓣膜解剖示意图

二、为什么会发生心脏瓣膜损伤？

引起心脏瓣膜损伤的原因较多，主要包括外伤、感染性心内膜炎、风湿性心脏病、慢性心力衰竭等。

1.外伤

短时间内前胸受到强烈压迫、撞击等，容易导致心脏受压，从而损害心脏组织，可引起心脏瓣膜的损伤。此外，锐器等可能直接刺破患者心脏，引起心脏瓣膜损伤。

2.感染性心内膜炎

机体感染致病菌，导致炎症损伤，引起心脏瓣膜损伤。

3.风湿性心脏病

当风湿热活动严重损害心脏瓣膜时，可能出现心脏瓣膜损伤。

4.慢性心力衰竭

慢性心力衰竭会导致患者心功能下降，出现心肌问题等，可能诱发心脏瓣膜的损伤。

5.其他原因

如患者患有自身免疫系统疾病，机体产生的炎症因子可能刺激患者心脏瓣膜，引起损伤。

三、心脏瓣膜损伤有哪些类型？

根据损伤瓣膜的不同，心脏瓣膜损伤分为主动脉瓣损伤、二尖瓣损伤、三尖瓣损伤及肺动脉瓣损伤。各瓣膜按损伤率从高到低依次为主动脉瓣、二尖瓣和三尖瓣，肺动脉瓣损伤极少发生。

四、心脏瓣膜损伤有什么临床表现？

心脏瓣膜损伤患者的临床表现取决于其损伤瓣膜的类型，损伤瓣膜不同，患者症状可能不同。

1.主动脉瓣损伤

伤者在伤后会突然出现胸痛、心悸和气短，会出现只有坐着才能喘得过气的表现，可能会咳嗽和咳带血的泡沫样痰。

2.二尖瓣损伤

多数伤者在伤后会出现胸痛、心悸和气促等表现，也可能会咳嗽和咳带血的泡沫样痰，而部分患者在早期即可出现左心衰竭和肺水肿的表现，例如不同程度的呼吸困难、咳嗽、咳痰且偶尔可见痰中带血、少尿、面色苍白及口唇发绀等。

3.三尖瓣损伤

三尖瓣损伤患者症状出现较前两者晚，可逐渐出现气短、乏力、腹胀和下肢水肿等症状，会出现颈静脉怒张、肝大的表现。损伤严重者可能会出现甲床或耳垂等部位发绀。

五、为了诊断心脏瓣膜损伤需要做哪些检查？

1.心电图

心电图检查有助于提示患者心脏功能的异常，但不同瓣膜损伤患者的心电图表现不会有明显差异。

2.胸部X线

胸部X线检查有助于提示患者心脏形态及功能的异常。如检查报告中出现"可见左心房和左心室增大，有肺淤血表现"等结果，应怀疑是否存在主动脉瓣或二尖瓣损伤；如检查报告中出现"可见右心房和右心室增大，肺纹理减少"等结果，应怀疑是否存在三尖瓣损伤。

3.二维超声心动图

二维超声心动图可明确诊断心脏瓣膜损伤及其引起的心脏血流异常，是检查心脏瓣膜损伤安全有效的手段之一。

六、心脏瓣膜损伤是否需要治疗？

心脏瓣膜损伤如果出现症状或影响心脏功能，则需要处理，可采取的治疗手段包括药物治疗及手术治疗。

七、心脏瓣膜损伤应如何治疗？

若患者瓣膜损伤不严重，病情较轻，则可先进行药物治疗，待病情稳定，创伤反应及心肌损伤等恢复后再评估是否需要手术治疗。若患者伤后立即出现心功能下降，且药物治疗无效，则应尽早进行手术治疗。

主动脉瓣损伤患者大多需要进行更换主动脉瓣的手术。

二尖瓣或三尖瓣损伤的患者多数情况下需接受瓣膜修补术，仅有术中瓣膜修补不满意的患者才会转为进行瓣膜置换术。需要注意的是，若三尖瓣损伤患者连接瓣膜的乳头肌断裂，或瓣膜关闭不全出现较早且严重，应立即进行手术治疗，以降低该类患者死亡率。

肺动脉瓣损常无须特异性治疗。

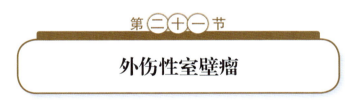

第〇二〇十〇一〇节

外伤性室壁瘤

一、什么是外伤性室壁瘤？

外伤性室壁瘤（traumatic ventricular aneurysm）通常是指心室肌挫伤或冠状动脉损伤闭塞后，损伤区心肌坏死变薄，并为纤维结缔组织取代，致使该部位室壁向外膨出呈囊状，囊腔经囊颈与心室腔相交通，囊壁收缩功能障碍或呈反常运动，从而明显影响到心脏的射血功能。

二、为什么会形成外伤性室壁瘤？

外伤性室壁瘤的形成机制主要有两种解释：一种意见认为严重挫伤区的心肌坏死后穿破，形成假性室壁瘤；另一种意见认为是冠状动脉损伤和闭塞引起。外伤性室壁瘤多见于左心室，亦有累及右心室者。室壁瘤的类型不同，瘤壁结构亦有差别。外伤性室壁瘤的病理、病理生理及其并发症和心肌梗死后形成的室壁瘤相似。

三、外伤性室壁瘤有哪些类型？

作为一种闭合性胸部创伤结局的疾病，外伤性室壁瘤发生率不高，根据室壁瘤形成机制和瘤壁结构大致可分为两类：①真性室壁瘤。继心肌挫伤或冠状动脉损伤后，损伤区心肌部分坏死变薄，最后为纤维结缔组织所取代，并向外膨出，构成瘤壁的除纤维组织外，部分尚有残余心肌纤维。②假性室壁瘤。当心脏损伤后引起心肌撕裂，血液流出心外，被心包或周围纵隔组织所包绕，使心腔与心外血肿相交通，形成假性室壁瘤，这类室壁瘤仅含心包及心包外围组织，无心肌纤维。

四、外伤性室壁瘤有什么表现？

外伤性室壁瘤的临床表现缺乏特异性，患者均有明确外伤史，特别是胸部外伤史。开始可能仅为一般性胸部创伤表现，伴循环功能不全，经抢救复苏后或在随访过程中又出现胸闷、气急、心悸，并进行性加重。主要表现可有心律失常、动脉栓塞和心功能不全。少数患者可出现心脏内栓子脱落，随血液流动进入肺部或头部导致相应症状。假性室壁瘤破裂、心力衰竭、心律失常是本病的常见并发症。

外伤性室壁瘤的典型症状有：

1.胸部不适

常于外伤后突然出现胸闷、气短、活动受限等症状，自觉胸部有压迫感。

2.心绞痛

患者出现心前区的压榨性疼痛，可放射至左肩部，疼痛多短暂，可自行缓解，疼痛时出现面色苍白、出冷汗的症状。

3.心功能不全

严重者可出现呼吸困难、心慌、喘憋、咳嗽、水肿、发绀等心功能不全症状。

4.其他症状

心脏内栓子脱落，随血液流动进入肺部导致呼吸困难、猝死，或进入头部导致头痛、偏瘫或猝死。

外伤后有上述临床表现时，要警惕外伤性室壁瘤出现。

五、为了确诊外伤性室壁瘤需要做哪些检查？

胸部检查可见心界扩大，心尖搏动弥散、增强，大的外伤性室壁瘤在心前区可闻及收缩期杂音和第二心音分裂，并有心功能不全征象。心电图可呈现缺血和透壁性心肌梗死波形。二维超声心动图和心室造影可以确立诊断。

六、外伤性室壁瘤是否需要治疗？

外伤性室壁瘤需要治疗。外伤性室壁瘤的治疗方法包括药物治疗和手术治疗。药物治疗主要是对症治疗，通过抗凝血药物如华法林钠片、阿司匹林肠溶胶囊等来抑制血栓的形成，同时针对左心室增大降低后负荷，主要采用血管紧张素转化酶抑制剂，如卡托普利、依那普利、贝那普利等。如果出现心绞痛，将给予抗心肌缺血药物，如硝酸甘油喷雾剂、硝酸甘油舌下片、复方硝酸戊四醇酯片等。外科手术切除是有效的治疗方法，但手术的难度比较大，风险大，死亡率和并发症发生率高。

七、外伤性室壁瘤怎么治疗？

外伤性室壁瘤，特别是假性室壁瘤或有并发症的室壁瘤，若不手术切除，预后不佳。手术是唯一的治疗方法。

1.手术治疗

室壁瘤切除术适用于外伤性室壁瘤位于左心室下后壁和侧壁的患者，主要是在体外循环下直视切除室壁瘤，并修补破损部位，冠状动脉严重狭窄者禁行此手术，手术后多数患者效果良好，无后遗症。

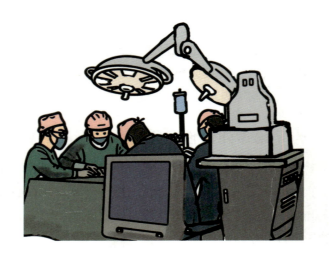

2.其他治疗

常用的介入治疗方法有弹簧圈填塞和封堵器堵闭，适合外科手术风险高的患者。

外伤性室壁瘤若不手术，主要的死亡原因是进行性心力衰竭、严重心律失常和心脏破裂。室壁瘤切除后，剩余的心肌良好，则手术效果比较令人满意。

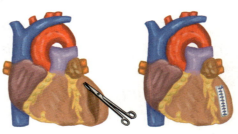

切除室壁瘤　　　　毛毡条加固缝合

室壁瘤切除缝合

第二十二节

心脏穿透伤

一、什么是心脏穿透伤？

心脏穿透伤就是心脏被"捅了个对穿"。通常是由于火器、锐器等造成的，心脏的房室壁被刺穿或射穿。有时，为了诊断或治疗心脏病，医生使用的导管、起搏电极等器械也可能意外造成心脏穿透伤，这种情况称为医源性损伤。心脏穿透伤最常发生在右心室，其后依次是左心室、右心房和左心房。在心导管检

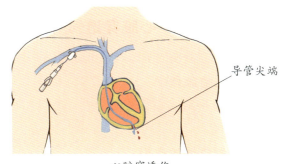

心脏穿透伤

导管尖端

查中，冠状动脉和心房最容易被导丝意外穿透。

二、为什么会发生心脏穿透伤？

心脏穿透伤在城市成年男性和战争地区人群中较为常见。心脏低速穿透伤通常是被匕首等手持锐器刺伤，创面局限，伤害程度取决于凶器的长度、宽度及刺入的角度。心脏中速穿透伤多为手枪射击所致，子弹沿着弹道形成较深但仍局限的组织创伤。心脏高速穿透伤则可能来自步枪或爆炸物的碎片，造成范围更广的组织损伤。

三、心脏穿透伤有哪些类型？

1.高速异物损伤

一般指枪弹、弹片、刺刀等高速锐利的异物穿透胸壁伤及心包、心脏，导致心脏受到损伤，常常合并有胸部、腹部外伤，是最常见的一类。

2.移位穿透损伤

胸骨或肋骨骨折断裂后猛烈向内移位穿透心脏引起的损伤，多是交通事故或工业事故所致。

3.其他原因所致的损伤

医疗操作如心导管检查、介入性心脏治疗、心包穿刺等造成的心脏损伤。

四、心脏穿透伤有什么临床表现?

心脏穿透伤的临床表现可分为以下三型。

1.亚临床型

伤后早期或心脏裂口不大,患者无明显血流动力学紊乱及心脏压塞表现。

2.失血性休克型

患者表现出与大量失血相符的休克症状:如躁动不安,皮肤苍白,脉搏快、弱,血压下降,中心静脉压降低等休克表现。

3.心脏压塞型

可出现贝克三联征等表现。

五、为了诊断心脏穿透伤需要做哪些检查?

1.中心静脉压测定

中心静脉压的测定是早期诊断的重要手段,对失血性休克或心脏压塞引起休克的鉴别诊断很有帮助。若静脉压高于 $15\,cmH_2O$[①],提示可能出现心脏压塞,若静脉压小于 $5\,cmH_2O$,则提示有失血性休克的可能。

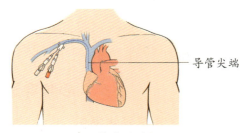

导管尖端

中心静脉压测定

2.胸部X线

因心包难以扩张,胸部X线片通常不会显示心影扩大(心脏压塞),但胸部X线片能显示有无血胸、气胸、金属异物或其他脏器合并伤。

3.CT

若发生心包积血,则CT可显示出来,如果存在异物,CT还能显

---

①　$1\,cmH_2O \approx 0.098\,kPa$。

示异物的准确位置。

4.心电图

多数患者心电图无特异改变。心音低沉和心前区导联ST段升高提示可能发生心脏穿透伤。

5.超声心动图

超声心动图能够协助诊断心包内有无积血，可观察心包和胸腔有无液平段，多普勒超声有时可观察到心脏收缩时有向心外喷血的小破口。

6.心包穿刺

患者入院后凡是怀疑有心脏压塞者，应行心包穿刺，可达到诊断和缓解心包腔压力，改善全身血液循环的目的。然而积血可能为血凝块，因此心包穿刺阴性者不能排除心脏压塞的存在。

六、心脏穿透伤是否需要治疗？

大多数心脏穿透伤的患者在到达医院前已经死亡，就算活着抵达医院，也可能有心脏压塞，因此心脏穿透伤需要立即进行治疗。

七、心脏穿透伤怎么治疗呢？

心脏穿透伤应立即行手术抢救，一般采用伤侧前外侧切口进胸。如疑有大血管损伤，可采用胸骨正中劈开切口，切开心包找到心脏裂口后予以修补。

术前应给氧、输血、输液、抗休克治疗，严重心脏压塞患者，可先行心包穿刺或剑突下心包开窗术降低心包腔内压力，为麻醉和手术赢得时间。

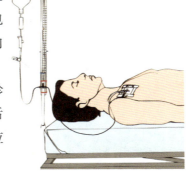

对濒死患者可紧急手术甚至在急诊室手术，不应轻易放弃手术机会。术后应保持呼吸道通畅，维持循环稳定，应用抗生素防治感染。

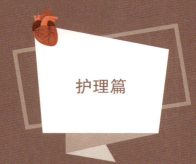

护理篇

获得性心脏病的围手术期护理

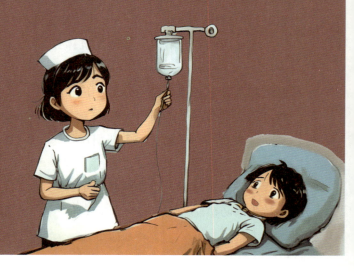

第一节

住院这些事儿

一、住院前该准备什么？

快要入院了，患者及家属请不要慌张，看看入院前需要准备哪些物品。

1.物品准备

物品准备见表1。

表1　物品准备

分类	物品
证件类	入院证、户口簿或身份证、医保卡等
资料类	门诊检查报告单、影像学资料，放于文件袋中
生活物品通用类	行李箱（不要特别大）或行李袋
	盆子1~2个
	牙膏、牙刷、毛巾、梳子
	小包装的沐浴液和洗发水
	换洗衣物（医院会配有专用的病员服，方便患者换洗）
	抽纸、湿巾
	饭盒、筷子、勺子
	带吸管的水杯
其他	护肤品
	剃须刀

温馨提示：禁止携带家用电器或者易燃易爆的危险物品。

123

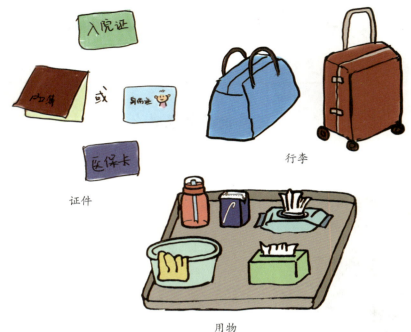

证件　　　　　行李

用物

2.自身准备

（1）患者手术前需戒烟、戒酒2周，入院前也不要隐瞒自己的吸烟史。

（2）女性患者需避开月经期，如果在入院前发现来月经，需要及时告知医生，这样方便重新安排时间。

（3）患者入院前不要做美甲，以免指甲油影响术中的病情观察。

（4）如果患者术前在服用药物，一定要告知主管医生，看是否需要停药或者调整药物。

（5）预防感冒，保证营养充足、睡眠充足，避免过度劳累。

二、手术前需要做哪些准备呢？

（1）修剪手指甲、脚趾甲，男性患者需要剔胡须，做好清洁可以降低感染概率。

（2）长发患者，需要从枕后左右分开编发辫，以避免术中发辫压迫枕后部位皮肤。

（3）练习在床上解大小便，进入手术室之前应排尽大小便。

（4）练习深呼吸、咳嗽、咳痰的技巧，部分医院有专业的康复医生指导。

（5）注意保暖，预防感冒。

（6）手术前如有发热、咳嗽等异常情况或者女性患者月经来潮，需及时告知医务人员。

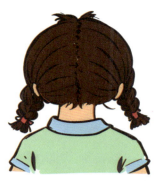

发辫

三、手术前饮食有哪些注意事项？

均衡饮食，避免辛辣、刺激的饮食。手术前一天禁饮禁食，食物种类及时间参照表2。

表2　术前禁饮禁食时间表

食物种类	手术前禁饮禁食时间
清饮料	≥ 2小时
淀粉类固体食物	≥ 6小时
脂肪类固体食物	≥ 8小时

手术前的饮食说明如下。

（1）清饮料包括清水、营养丰富的高碳水化合物饮料、碳酸饮料、清茶、黑咖啡（不加奶）及各种无渣果汁，但不能含酒精，摄入量 ≤ 5 mL/kg或总量 ≤ 400 mL。

（2）淀粉类固体食物：包括面粉和谷类食物，如馒头、面包、面条、米饭等。

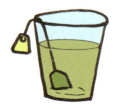

清饮料

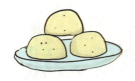
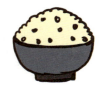
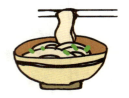

淀粉类固体食物

（3）脂肪类固体食物：主要指肉类和油炸类食物，如烤肉等。

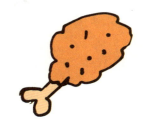
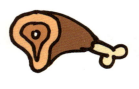
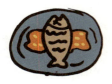

脂肪类固体食物

四、手术后需要大量补充营养吗？

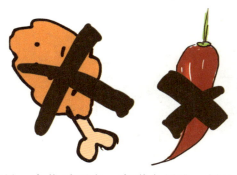

手术后饮食和手术前饮食一样，都需要尽量吃清淡、易消化、高蛋白、富含维生素的食物，少量多餐，避免辛辣、油腻饮食，以免对胃肠道消化功能产生影响。

主要遵循原则为：适宜能量、高优质蛋白、高膳食纤维、低盐低脂、低糖饮食；少食多餐，饭菜要色、香、味俱全；食物应细、软、碎、清淡、易消化。

五、手术后活动要注意哪些？

如果手术后没有特殊并发症，那么通常术后2～3天可以适当下床活动。活动能力应当根据患者个体化情况，循序渐进，对于年老或体弱患者应当相应推后活动进度。

六、手术后怎么处理伤口及引流管？

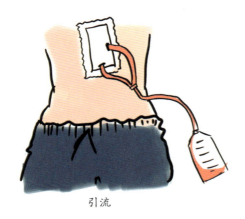

引流

部分行介入手术患者无须安置引流管，其手术伤口一般使用可吸收缝线，不用拆线，伤口通常术后2周左右愈合。开胸的患者需要安置引流管，术后根据每日引流量的多少，由主管医生决定拔除管道的时间。携带引流管期间，注意避免拖拽引流管导致管道拔出。

引流管应该低于引流管口平面，避免逆行感染。引流管口处的缝线一般在术后1周左右拆线。

七、手术后可能会出现什么情况？

1.发热

术后3天内发热属于正常现象，如果体温＜38.5 ℃，不用慌张，用温热水把毛巾打湿给患者擦拭全身，着重擦拭腋窝、腹股沟等部位。必要时使用药物降温。如果体温≥38.5 ℃，医生会根据患者具体情况开具退热药物。

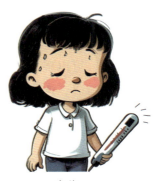

发热

2.疼痛

术后出现伤口疼痛，应及时告知医务人员疼痛的程度及性质（如刺痛、胀痛、隐痛等），遵医嘱使用镇痛药。对于成人患者，根据疼痛具体情况，由主管医生决定使用哪种镇痛药。

3.引流量过多

术后安置引流管的患者，需要半卧位休息，这样利于持续引流。如果持续平卧位休息，在改变体位后，可能会出现短时间内引流液增多的现象。发现异常应及时告知医务人员，等待进一步观察及处理。

4.皮下气肿

部分患者术后在伤口周围会产生皮下气肿。发生此情况，无须担心，可自行吸收。

5.心律失常

常见的有频发室性期前收缩、室性心动过速和房室传导阻滞等。这多数和术后体内的电解质丢失有关，瓣膜置换术的患者术后血钾需维持在4.5 mmol/L以上，因此术后补钾非常重要，医生会给患者开具氯化钾口服液进行补充。术中医生也会为部分患者安置心外膜起搏导线，术后根据心律情况判断是否使用临时起搏器。

6.声音嘶哑

少部分患者可出现声音嘶哑，应少说话，使受伤的声带得到休息和恢复；饮水时可坐起，慢慢咽下；声带因麻痹致咳痰无力，故要注意协助排痰，术后声音嘶哑都能逐渐恢复。

7.发生血栓栓塞

部分瓣膜置换的患者因术后抗凝不足导致血栓形成，当血栓堵塞血管后，可出现下列症状：嗜睡、突发偏瘫、失语、口角歪斜、肢体活动障碍、疼痛麻木、肢端供血不足导致肢端苍白、皮温低。因此，术后需频繁监测患者的凝血指标，医生根据凝血情况针对性地调整抗凝药物的使用。

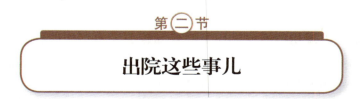

第（二）节

出院这些事儿

一、什么时候可以出院？

如果无特殊情况，患者在术后一周可出院。具体时间还需根据患者病情恢复情况而定，出院前主治医生会提前告知出院时间，患者有充足时间做好出院准备，出院当天护士会发放出院证明书。出院证明书上医生会写明相关的注意事项。

二、出院后康复期需要注意哪些？

（1）如果出现以下症状需要及时就医：不明原因的发热、咳嗽、胸部疼痛，手术部位水肿、发红，明显的食欲不振、疲倦、晕厥、呼吸困难、下肢水肿、心律不齐等。

（2）术后3个月内，避免拉、提重物，注意饮食均衡，营养搭配。

（3）遵医嘱按时服用药物，不可随意停药和换药。

（4）伤口一般于术后一周左右拆线，拆线后一周伤口愈合后方可沐浴。部分患者的伤口使用可吸收缝线，可不用拆线，仅引流管固定线需要拆除，具体情况咨询主管医生。出院后观察伤口部位有无红肿、发热、血肿、流脓、流液或者体温长期超过37.2 ℃等情况，若有以上情况请及时就医。

（5）患者术后呼吸系统并发症常见，且容易造成痰液潴留。因此，术前和术后患者需在康复治疗师及护士的指导下掌握基础的气道廓清训练技巧，如深呼吸训练、有效咳嗽训练及主动呼吸循环训练。这些自主气道廓清训练能够帮助患者减少术后痰液潴留，增加肺容积，达到减少术后肺部并发症风险的目的。

（6）保持良好的心态，遵医嘱定期复查，复查内容常包括超声心动图、心电图等。

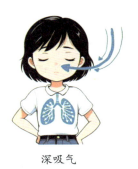
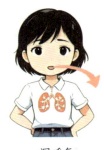

深吸气　　　　　　　　　　深呼气

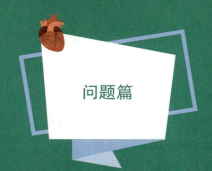

问题篇

获得性心脏病50问

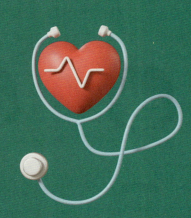

手术前

01

患者感觉心脏不舒服，需要做哪些检查呢？

患者感觉心脏不舒服，一定要及时就医，一般医生会根据患者的情况开三种检查：心电图、超声心动图、冠状动脉造影。心电图、超声心动图、冠状动脉造影各有用途，不能相互替代。假如心脏是一座"房子"，心电图检查是看"房子"的"电路"乱不乱、通不通；超声心动图是看"房子"多大，有无漏水；冠状动脉造影是检查"水管"有无堵塞。

02

什么是心脏瓣膜病？

心脏里面共有4个瓣膜，分别是：二尖瓣、三尖瓣、主动脉瓣和肺动脉瓣。由于先天性发育异常或其他原因，如风湿热、黏液变性、退行性病变、感染或创伤等引起一个或多个瓣膜发生结构改变或活动异常，导致瓣膜开合异常，出现瓣膜狭窄

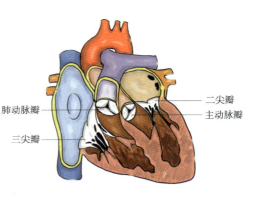

或反流，影响血液的正常流动，最终造成心脏功能异常。

03

心脏瓣膜病会遗传吗？

心脏瓣膜病一般无遗传倾向。

04

心脏瓣膜病能够预防吗？

引起心脏瓣膜病的原因很多，在各种各样的病因中可以预防的是风湿性心脏病，通过预防风湿热及彻底治疗链球菌导致的上呼吸道感染，可以减少风湿性心脏病的发生。

05

心脏瓣膜病患者能存活多久？

患者得了心脏瓣膜病，一定要及时就医，由医生来判断疾病的严重程度。患者的生存时间取决于患者疾病严重程度以及是否伴有基础疾病。如果是轻微的心脏瓣膜病一般选择密切观察或药物保守治疗，若心脏瓣膜病比较严重，医生会建议手术。如果不手术，患者的病情将会继续发展，最终导致心力衰竭，影响患者寿命。

06

心脏瓣膜病能自愈吗？

心脏瓣膜病是不能自愈的。心脏瓣膜病是由于炎症、创伤、老年退行性改变、先天发育异常、缺血坏死等导致的瓣膜功能和结构发生异常。如果不进行干预，疾病会继续进展，不会自愈。

07

确诊心脏瓣膜病需要做哪些检查？

就诊时，医生会根据患者的病情描述，先进行简单的体格检查，一些心脏瓣膜缺陷可以通过用听诊器听患者的心音来发现。为了进一步确定心脏瓣膜病的类型和瓣膜损伤的程度，还需进行心电图、胸部CT，以及超声心动图等检查。

08
心脏瓣膜病必须手术吗？药物治疗可以让瓣膜修复吗？

医生会根据患者的瓣膜病变程度判断患者是否应进行手术干预。轻度心脏瓣膜病患者通常没有明显临床症状，无须手术干预，需要进行规律门诊随访。对于有症状的中重度瓣膜功能障碍患者，应咨询心脏专科医生是否需要手术。心脏瓣膜病属于瓣膜结构异常，药物治疗只能临时缓解症状，无法让已经损坏的瓣膜变好。只有通过手术方式解除瓣膜的狭窄或者反流才可能改善患者的心脏功能以及避免进一步恶化。

09
利尿治疗期间为什么需要补钾？

利尿治疗会导致血钾的大量丢失，当血钾低于正常值后，易导致心律失常或低钾血症，出现心慌、乏力、呼吸困难、腹胀、便秘等症状。因此需要进食高钾食物或口服氯化钾进行补充。

10
心脏瓣膜病术后要继续服用药物吗？

心脏瓣膜病术后，医生会根据患者个体情况开具一些药物，例如强心药、利尿药、补钾药、抗凝药。

◆ 强心药：如地高辛。这类药物有助于改善心脏的收缩功能，提升心脏泵血能力。

◆ 利尿药：如呋塞米、氢氯噻嗪和螺内酯。这些药物可以排除患者体内多余的水分，减轻心脏负担。

◆ 补钾药：由于利尿药物可能导致一些电解质例如钾等的流失，容易导致低钾血症，所以需要补充钾剂。

◆ 抗凝药：如果进行了机械瓣膜置换手术，需要长期使用抗凝药，例如华法林。抗凝治疗主要用于预防血栓形成。华法林的用量需要根据血液凝血功能检查的国际标准化比值进行调整。

11

扩张型心肌病和心脏瓣膜关闭不全有什么关联？

扩张型心肌病，心室和心房扩大，导致心脏瓣膜相对关闭不全。而心脏瓣膜关闭不全的病因可以有多种，最常见的是风湿性心脏病。

12

如果我们换个心脏，能活多久？

换个心脏就是所谓的心脏移植。心脏移植手术主要针对晚期充血性心力衰竭、心源性休克、严重冠状动脉疾病等患者，其目的是延续患者的生命。心脏移植手术较为复杂、风险较高，患者的病情不同、身体素质不同，患者的恢复情况通常存在差异，手术后的寿命也会存在差异。部分患者可能会在手术后出现感染、排斥反应等情况。身体素质较好的患者做完心脏移植手术后，如果没有发生排斥反应，围手术期的生存率在90％左右，1年生存率在80％以上。

13

心脏移植供体一般要等多久？

心脏移植供体的主要来源是由确定为脑死亡的患者捐献，且需要配型成功。脑死亡的患者较少且需要遵循严格的评估体系，因此心脏移植的供体较为短缺，无法确定等待时间，从数周到数年不等。

14

心脏移植对患者年龄有要求吗?

在欧洲，心脏移植手术没有受体年龄的限制，但由于供体的缺乏，原则上只给65岁以下的患者提供器官，除非供体器官在所有移植单位无人需要才会配给65岁以上的患者。在国内，随着接受心脏移植手术患者不断增加，手术技术不断更新，许多高龄患者也可接受手术，获得新生。

15

什么是人工心脏?

我们可以把心脏理解为一个泵。人工心脏学名为"心室辅助装置"，约为乒乓球大小，能够作为部分或完全代替心脏功能的机械泵将血液泵入动脉中。由于心力衰竭患者的心脏没有足够的力量将血液挤压到动脉中去，那么通过这个人工心脏对血液加压，血液就能被输送到动脉，到达全身。此外，人工心脏在协助泵血过程中，还可大大降低自身心脏的工作负荷，使心脏得到休息，有利于受损心肌不同程度地康复。

16

心脏移植跟人工心脏怎么选择?

心脏移植仍然是终末期心力衰竭患者的最佳治疗方法。根据《中国心血管健康与疾病报告2022》，我国心力衰竭患者高达890万人，其中约有4%会发展为重症，有庞大的心脏移植需求群体，但因为供体器官的缺乏，我国每年能完成500例左右的心脏移植手术。此外，患者行心脏移植手术后需接受抗排斥治疗，长期服用抗排斥药物会增加感染风险，且抗排斥药物较为昂贵。

随着近年来的发展，人工心脏在提高患者生活质量、减少术后并发症和延长存活时间方面都表现出了良好的效果，但出血、血栓形成和感染等仍然是植入后面临的问题。植入人工心脏后需要长期进行抗凝治疗，会增加患者的出血风险。此外，人工心脏患者需要终日携带体外电源，会对生活造成不便，尤其是洗澡时，出行也受到较大限制。体外接口也存在增加感染风险的可能。心脏移植对生活的影响较少，但一旦出现问题，更换不易，且手术创伤比人工心脏手术创伤大。

因此，需根据自身的具体情况、接受程度，以及心脏专科医生评估结果，选择最适合的方式。

17

怀疑患感染性心内膜炎，需要做哪些检查确诊？

首先，血培养阳性是感染性心内膜炎极为重要的诊断依据。其次，超声心动图也常用于感染性心内膜炎的诊断。心脏超声看到心内膜或瓣膜明显的赘生物甚至脓肿，结合血培养阳性的结果，基本可确诊。

18

口腔疾病会引起感染性心内膜炎吗？

有这种可能性。虽然感染性心内膜炎极少由日常刷牙、使用牙线甚至正常的咀嚼活动引起，但侵入性的口腔治疗活动，如拔牙等更容易使得口腔内细菌进入血液循环引起菌血症。如果患者有较为严重的牙龈炎症，在口腔治疗的操作过程中出血明显，发生菌血症的概率较高，为避免此类情况的发生，最好术前预防性地使用抗生素。改善患者口腔卫生及健康状况，减少口腔内有害菌群的数量是预防口腔治疗后发生感染性心内膜炎关键且正确的做法。

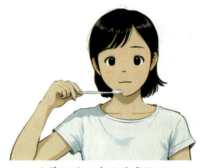

改善口腔卫生及健康状况

19

经常做足底按摩会引起肺栓塞吗?

足底按摩能促进血液循环,在正常情况下不会导致下肢形成血栓。但对于有些下肢出现肿胀,可能已形成了不牢固血栓的患者,足底按摩有可能促发血栓脱落,导致肺栓塞。特别是下肢不对称性肿胀,一定不能按摩下肢,需及时就医。

20

为什么下肢静脉血栓会引起肺栓塞?

人体的血液循环系统分为动脉系统和静脉系统,动脉系统是心脏射出来的动脉血,通过主动脉到达全身各处,参与新陈代谢;静脉系统是全身经过新陈代谢后的静脉血通过上、下腔静脉到达肺部血管,最终转化成动脉血重新回到心脏。

在静脉血流回肺部血管的过程中,下肢深静脉血管里的血栓,不会只是乖乖地待在那里,它们很有可能脱落,随着静脉血在身体各处游走,最后堵到肺部的血管。比如患者下地活动的时候,血栓就容易脱落,一旦肺部血管被大面积的血栓堵住了,患者就会出现呼吸困难、咳嗽、胸痛的紧急症状,严重的会导致死亡。

21

现在支架使用很普遍了,为什么医生建议行冠状动脉搭桥呢?

搭桥手术尽管创伤较大,恢复时间长,但与支架相比也有总体优势,尤其是在改善远期预后方面。

适合做搭桥手术的患者主要包括:左主干病变,即主要供应心脏血液的左侧冠状动脉存在起始部位的狭窄;多支冠状动脉病变需要植入3个以上的支架;合并糖尿病的患者;冠状动脉狭窄同时需要其他心脏手术的患者;不适宜心脏介入或介入治疗失败的患者,等等。

22
心电图检查异常就是心脏病吗？

部分患者在心电图检查中，会出现心律不齐的情况，主要是因为当我们吸气和呼气的时候，心跳也会随着呼吸出现不同程度的变化。如果人们在检查中精神高度紧张或者是压力较大，也会导致心电图出现异常。发现心电图异常，并不意味着患有心脏病，只能说有患心脏病的可能，无须过度担忧以及焦虑。如有特殊情况则需进一步展开检查，从而对是否患心脏病进行更加准确的判断。

23
心力衰竭患者为什么要进行利尿治疗？

心脏就如一个泵，将血液送至全身各处，但一旦发生心力衰竭，其泵血功能就会下降。利尿就是减少身体里面的水，降低心脏的工作负担。

24
慢性心力衰竭患者为什么要限制水分摄入？

大量饮水会使从身体各处流回心脏的血液突然增多，增加心脏负担，让本就不堪重负的心脏更加劳累，进而引发胸闷、气短等心力衰竭表现，严重时会导致心功能急剧恶化，甚至危及生命。因此慢性心力衰竭患者喝水一定要适量，一次不能喝太多，此外也不能忽视粥、水果、蔬菜等所含的水分。

25
得了心肌炎可以剧烈活动吗？

心肌炎患者不能剧烈运动，特别是在急性期时要卧床休息，避免劳累，否则症状会加重。

围手术期

26
做心脏手术前为什么要禁饮禁食？

绝大部分心脏手术都是在全身麻醉下进行，接受全身麻醉或深度镇静时，人体的呛咳及吞咽反射等保护性反射会减弱或消失，因此存在着反流和误吸的风险。

术前禁饮禁食的目的主要为：减少胃内容物，预防围手术期胃内容物反流，降低反流物误吸入呼吸道导致气道梗阻、肺部感染等的风险。

27
做心脏手术当天可以吃降压药吗？

长期服用降压药的患者，可在心脏手术前1～2小时将药片研碎后服下并饮入0.25～0.5 mL/kg清水，但应注意缓控释制剂严禁研碎服用。

28
糖尿病患者做心脏手术当天需要服用降糖药吗？

糖尿病患者在做心脏手术当天早晨应停止降糖药的使用。因为患者术前处于禁饮禁食状态，如果在这个时候使用降糖药，有可能导致术中低血糖，影响手术效果，不利于术后康复。

29
心脏手术后为什么要转入ICU？

ICU即重症监护室，为重症或昏迷患者提供隔离场所和设备、最佳护理、有针对性的监测和治疗。由于心脏手术较为复杂，大部分需要在体外循环辅助下开展，患者术后病情危重且变化迅速。因此，行心脏手术的患者术后初期需要接受常规、严密的监控。

ICU配备有先进而精密的监测系统，医生会根据监测的指标，对患者的生命体征进行实时动态评估。通过呼吸机的治疗、血管活性药物的使用，甚至人工心脏、人工肺以及人工肾脏等各个器官的替代治疗，医生可以对患者各个器官的整体功能进行全方位的支持治疗。ICU医生还会根据患者的术后情况，预防和处理术后常见的并发症，如出血、心律失常、低血压以及低心排血量综合征等。

30

冠状动脉搭桥手术用的是什么材料？

冠状动脉搭桥手术是取患者自身其他部位的血管，例如乳内动脉、大隐静脉或桡动脉等，作为"桥"材料，为心脏阻塞的血管相对应的区域开辟一条新的通道。

手术后

31

手术后胸骨、皮肤什么时候愈合？

心脏病患者术后的胸骨伤口一般6周才能较好愈合，因此6周内不宜提重物。皮下组织在皮肤和胸骨之间，愈合相对比较快，时间在2～4周。皮肤在最外层，一般需要7～9天的愈合时间。

32

心脏手术后皮肤会形成瘢痕吗？

心脏手术是否会形成瘢痕，取决于手术的方式和患者是否为瘢痕体质者。

　　如果选择的是微创手术，也就是介入治疗，由于这种手术主要是通过血管穿刺进行，大概率不会留下瘢痕。如果选择的是外科开胸手术，像瓣膜的置换手术或者心脏的搭桥手术，以及先天性心脏病的修补手术，由于在开胸的状态下进行，创伤较大，如果患者是瘢痕体质者，很有可能会留有手术的瘢痕；即使不是瘢痕体质者，在手术刀口愈合的过程中，也可能形成少量的瘢痕。

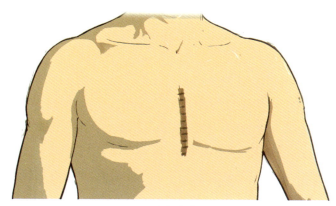

手术瘢痕

33

心脏手术后多久可以运动？

　　心脏手术后的患者清醒后即可在床上进行手、脚活动。当患者取掉心电监护仪后，可下床活动，整个过程要循序渐进，量力而行。术后从坐起来开始，到坐床边、下床、走动，需要慢慢进行，如果有胸闷、胸痛、气喘等症状应立刻停止运动。出院1个月内，可以做一些动作比较缓慢、强度比较低的运动，如散步、快步走等，逐渐增加运动的时长和频率。出院1个月后，如果前期运动恢复得不错，可以继续增加运动强度，如慢跑、骑自行车、游泳等，运动时间和频率也是逐渐增加。

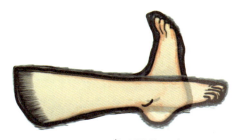

术后踝泵运动

34

心脏手术后多久可以上班?

心脏手术后是否可以上班主要和患者的病情严重程度和手术的方式相关,大多数患者出院后如无病情变化,3个月后即可上班,由轻体力工作逐渐过渡到正常工作。如感到劳累或心慌、气短,应停止工作,继续休息。

35

心脏瓣膜手术恢复期多长?

心脏瓣膜手术后恢复时间主要和病情、个人体质、手术方式等有关,如果病情严重的话,比如术前心功能差,那么恢复时间会比较长。常规多是在胸部正中手术做切口,需要1~2个月来恢复。年龄大的患者需要3个月。如果是微创手术,可能需要1个月左右恢复。

36

换了心脏瓣膜的患者能活多久?

换了心脏瓣膜的患者,理论上来说,没有出现并发症是可以长期存活的。换了瓣膜以后的生存期,主要还是看瓣膜的寿命长短。

患者更换的瓣膜有两种,一种是机械瓣,另一种是生物瓣。机械瓣理论上来说可以长期使用,但是它有一个要求,就是要长期服用抗凝药。只要患者按医生的医嘱来服用抗凝药,定期去验血查凝血指标,那么就可以做到长期存活。生物瓣是用生物材料制成的。它的优点是患者可以不用长期吃抗凝药,但是它有一个缺点是瓣膜会衰败,一般的使用寿命是10~15年,一旦生物瓣衰败或者损坏,就需要再次行手术,这有可能会影响寿命。

37

换心脏瓣膜后如何抗凝?

人工瓣分为生物瓣和机械瓣两种，置入体内的人工瓣相当于一种"异物"。血液在"异物"上更容易凝固形成血栓，血栓脱落容易导致组织栓塞或人工瓣膜功能障碍。因此所有行瓣膜置换术后的患者都需要进行抗凝治疗，机械瓣置换的患者需要终身抗凝，生物瓣术后需要抗凝3~6个月。

38

心脏瓣膜手术后可以吃中药吗?

做了心脏瓣膜手术的患者能吃中药，但是要在医生指导下用药，不可以盲目私自用药，以免出现药物配伍禁忌，削弱或加强原本服用药物的效果。

39

心脏瓣膜手术后需要长期服用的药物昂贵吗?

心脏瓣膜病接受手术者在出院早期仍需继续服用改善心功能（强心、利尿药）的药物，服用时间依心功能而定，换过心脏瓣膜的患者，在术后还需要进行抗凝治疗，服用华法林。这些药物都较为常见，价格不算昂贵。

40

患者做心脏瓣膜置换术后过安检门会响吗?

心脏瓣膜置换术后患者可以正常通过安检门，如果出现报警，向安检人员说明情况即可，有些机场会要求提供医院的证明。

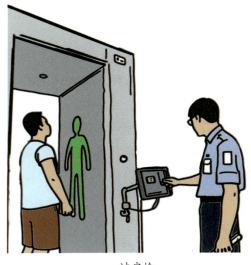

过安检

41

心脏瓣膜手术后能不能做MRI呢?

根据2007年的美国心脏协会（AHA）声明，市面上几乎所有的人工心脏瓣膜与瓣环做MRI都是安全的，即可以在无其他禁忌的任意时间进行≤ 3T的MRI。此外，固定胸骨的"铁丝"也被证明在MRI中是安全的，但由于各地区材料的差异性，也许会有局部热效应产生。因此，心脏瓣膜手术后可以进行MRI检查。

42

女性换了机械瓣后可以生育吗?

如果换机械瓣，患者需要长期吃华法林抗凝，华法林在怀孕早期对胎儿有影响，但这不代表患者就不能怀孕生孩子，只需怀孕期间用其他药物代替华法林即可。不过，心脏瓣膜置换以后能不能生育，还要考虑心功能。如果女性患者做完心脏瓣膜置换术以后心功能很差，不能达到正常劳动量，则不建议生育，因为怀孕会加重心力衰竭，导致母体在怀孕中后期心脏无法承受。

43

机械瓣置换术后，能听到胸口有"咔嗒"声正常吗？

发出机械类的"咔嗒"声音的是机械瓣，这类瓣膜是可植入心脏内代替心脏瓣膜（主动脉瓣、三尖瓣、二尖瓣），能使血液单向流动，具有天然心脏瓣膜功能的由人工材料制成的人工器官。机械瓣由2个叶片组成，在瓣膜开放和关闭的时候会发出碰撞的声音，是正常的。在植入机械瓣的早期，有些对声音敏感的患者或患者家属可能会对这种声音不适应，甚至影响睡眠。因为在患者安静的时候，或者夜深人静的时候，这种声音相对来讲更明显一些。过一段时间之后，就会习惯这种声音。

44

心脏移植术后排斥反应严重吗？

心脏移植术后患者需要长期服用抗排斥的药物，因为移植进体内的心脏对于患者来说不是自身的器官，所以即使符合配型，也会产生不同程度的排斥。心脏移植的排斥反应表现为发热、虚弱、心率快或其他异常，心力衰竭导致低血压、水肿和肺内液体积聚。很轻的排斥反应不引起症状，但心电图可出现异常。

45

冠状动脉搭桥手术后多久可以出院？

做完冠状动脉搭桥手术后如果没有特殊的情况，一般术后5~7天，完善相应的各项检查后，没有什么异常就可以出院了。外地患者出院以后不主张马上回家，建议在医院附近停留3~5天，一是适应环境，二是如果患者出现一些其他情况，可以及时来医院就诊。

46

冠状动脉搭桥手术后需要吃什么药?

冠状动脉搭桥手术后主要服用以下几类药物。

◆ 抗血小板的药物:因为冠状动脉搭桥手术是用于改善冠状动脉粥样硬化症状的一种手术方式,所以接受冠状动脉搭桥手术的患者都会有冠状动脉粥样硬化的情况出现,即使做完手术也要在医生的指导下终身服用抗血小板的药物进行治疗,避免再次出现冠状动脉狭窄或堵塞的情况。常见的抗血小板药物有阿司匹林、氯吡格雷及替格瑞洛等。

◆ 硝酸酯类药物:做完冠状动脉搭桥手术之后需要在医生的指导下服用硝酸酯类药物,比如硝酸甘油片、硝酸异山梨酯片等,能够扩张血管,减轻心脏的负荷,改善心肌供血。

◆ 降压类药物:如果患者本身有高血压的情况,需要在医生的指导下服用降压类药物,比如酒石酸美托洛尔片、盐酸维拉帕米缓释片等,维持术后的血压。

◆ 降糖类药物:如果患者有高血糖的情况或糖尿病,就需要在医生的指导下服用降糖类药物进行治疗,比如盐酸二甲双胍片、格列齐特缓释片等。

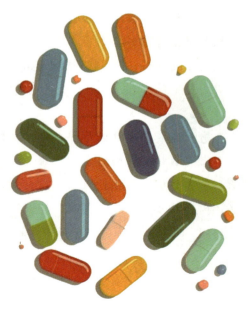

◆ 降脂类药物:冠状动脉搭桥手术患者很容易出现血管硬化的情况,需要在医生的指导下服用降脂类药物,比如阿托伐他汀钙片、瑞舒伐他汀片等。

47

冠状动脉搭桥手术后血管还会再堵塞吗？

一般来讲，做冠状动脉搭桥手术，如果用的是乳内动脉，10年通畅率在90%以上，一般可以保持12～15年的时间；如果用的是大隐静脉，5年通畅率为80%～90%，10年通畅率为60%～70%，一般术后6～8年血管条件会出现衰退。也就是说，经过长期的良好控制，搭动脉桥的话基本上10年不会复发；搭静脉桥的话，至少有一半人10年不会复发。

不过导致冠状动脉搭桥术后血管再堵塞的因素非常多，包括患者自身的基因、患者自身的伴发疾病、移植血管的选择、手术质量、术后用药等，具体是否会出现再堵塞因人而异。

48

什么样的饮食算低盐低脂饮食？

低盐饮食是指每日食盐摄入量低于3 g，大约为半个啤酒瓶盖的量。但需注意，生抽、老抽、蚝油、豆瓣酱等调味品中也含有大量氯化钠，所以，使用这些调料也要计入食盐摄入总量中。

低脂饮食的要求为限制食用动物内脏、肥肉、蛋黄等，尽可能少地使用油炸、煎、烤等烹饪方式，宜选用清蒸、水煮等低油烹饪方式，用橄榄油或其他植物油替代动物油，控制摄入脂肪总量占全天食物总热量的30%以下（每人每天25～30 g食用植物油，约为2汤匙），每日胆固醇摄入量控制在300 mg内（每100 g鸡蛋黄含胆固醇约510 mg，每日摄入鸡蛋黄不宜超过2个）。

49

如何服用华法林?

每日一次,固定时间服药(建议晚上),仔细检查,确保剂量准确,饭前饭后均可。忘记服药时,未超过4个小时可及时补服;超过4个小时不用补服,次日继续当前剂量服药,切勿服用双倍剂量;如果忘记是否已经服用,不要再补服,下次服用按照当前剂量,不要加倍。连续两次或两次以上没有服药,及时联系主管医生。

50

内镜检查前能不能服用抗凝药?

在进行低风险的内镜检查时,如普通胃肠镜检查、内镜下活检、超声胃镜、胶囊内镜等,通常不需要停用抗凝药,术后也可继续服用抗凝药。对于存在高出血风险的内镜操作,如内镜下息肉切除术、内镜下黏膜切除术、内镜下黏膜剥离术、超声内镜下细针穿刺等,通常需要在术前停用抗凝药,具体停药时间根据情况由医生综合判断。术后恢复药物治疗的时间也根据具体情况由医生定。

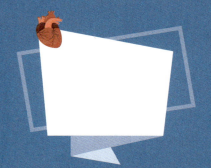

参考文献

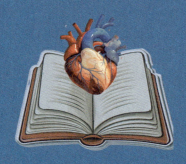

[1]　葛均波，徐永健，王辰.内科学[M].9版.北京：人民卫生出版社，2018.

[2]　林果为，王吉耀，葛均波.实用内科学[M].15版.北京：人民卫生出版社，2017.

[3]　丛洪良，袁祖贻.心脏病学实践：第1册[M].北京：人民卫生出版社，2020.

[4]　邱悦群.内科学[M].北京：中国医药科技出版社，2014.

[5]　卢彦娜，田天，唐群中，等.缩窄性心包炎诊治现状及进展[J].中华老年多器官疾病杂志，2019，18（7）：557-560.

[6]　刁海霞，丁康，杨敬武.缩窄性心包炎的超声诊断及研究进展[J].中华临床医师杂志（电子版），2019，13（5）：376-378.

[7]　黄玉雯，张青，严高武，等.缩窄性心包炎的影像学诊断现状及进展[J].临床超声医学杂志，2017，19（10）：685-688.

[8]　赵晓琴，王玲.缩窄性心包炎心包剥脱术的术中管理与预后[J].中国胸心血管外科临床杂志，2017，24（1）：36-42.

[9]　张辉，郑荣琴，郝宝顺.缩窄性心包炎诊断指标及诊断流程分析[J].中国全科医学，2012，15（26）：3031-3033.

[10]　赵鹏，蔡辉.类风湿性关节炎心脏损害的研究进展[J].微循环学杂志，2011，21（3）：71-74.

[11]　赵世华，冯敢生，陆敏杰，等.缩窄性心包炎MRI诊断[J].临床放射学杂志，2009，28（3）：334-337.

[12]　吴殷，张培元.结核性心包炎诊断及治疗进展[J].中国防痨杂志，2002（1）：37-40.

[13]　董光同.缩窄性心包炎外科治疗远期疗效分析[J].中华胸心血管外科杂志，1997（2）：99-100.

[14]　《中国心血管健康与疾病报告2021》编写组.《中国心血管健康与疾病报告2021》要点解读[J].中国心血管杂志，2022，27（4）：305-318.

[15]　张尔永.心血管外科学[M].北京：人民卫生出版社，2009.

[16]　龚仁蓉，张尔永，白阳静.胸心血管外科护理手册[M].北京：科学出版社，2011.

[17] Chandrashekhar Y, Westaby S, Narula J.Mitral stenosis[J].Lancet, 2009, 374（9697）: 1271-1283.

[18] 郭颖，张瑞生.中国成人心脏瓣膜病超声心动图规范化检查专家共识[J].中国循环杂志，2021, 36（2）: 109-125.

[19] Otto C M, Nishimura R A, Bonow R O, et al.2020 ACC/AHA Guideline for the Management of Patients With Valvular Heart Disease: Executive Summary: A Report of the American College of Cardiology/American Heart Association Joint Committee on Clinical Practice Guidelines[J].Circulation, 2021, 143（5）: e35-e71.

[20] Vahanian A, Beyersdorf F, Praz F, et al.2021 ESC/EACTS Guidelines for the management of valvular heart disease[J].Eur Heart J, 2022, 43（7）: 561-632.

[21] Enriquez-Sarano M, Akins C W, Vahanian A.Mitral regurgitation[J].Lancet, 2009, 373（9672）: 1382-1394.

[22] Robinson S, Ring L, Augustine D X, et al.The assessment of mitral valve disease: a guideline from the British Society of Echocardiography[J].Echo Res Pract, 2021, 8（1）: G87-G136.

[23] Chehab O, Roberts-Thomson R, Ng Yin Ling C, et al.Secondary mitral regurgitation: pathophysiology, proportionality and prognosis[J].Heart, 2020, 106（10）: 716-723.

[24] Joseph J, Naqvi S Y, Giri J, et al.Aortic Stenosis: Pathophysiology, diagnosis, and therapy[J].Am J Med, 2017, 130（3）: 253-263.

[25] Kanwar A, Thaden J J, Nkomo V T.Management of patients with aortic valve stenosis[J].Mayo Clin Proc, 2018, 93（4）: 488-508.

[26] Boskovski M T, Gleason T G.Current Therapeutic Options in Aortic Stenosis[J].Circ Res, 2021, 128（9）: 1398-1417.

[27] Akinseye O A, Pathak A, Ibebuogu U N.Aortic Valve Regurgitation: A Comprehensive Review[J].Curr Probl Cardiol, 2018, 43（8）: 315-334.

[28] Franzone A, Piccolo R, Siontis G C M, et al.Transcatheter Aortic Valve Replacement for the Treatment of Pure Native Aortic Valve Regurgitation: A Systematic Review[J].JACC Cardiovasc Interv, 2016, 9（22）: 2308−2317.

[29] Rahhab Z, El Faquir N, Tchetche D, et al.Expanding the indications for transcatheter aortic valve implantation[J].Nat Rev Cardiol, 2020, 17（2）: 75−84.

[30] Di Mauro M, Foschi M, Dato G M A, et al.Surgical treatment of isolated tricuspid valve infective endocarditis: 25−year results from a multicenter registry[J].International Journal of Cardiology, 2019, 292: 62−67.

[31] Majmundar M, Kumar A, Doshi R, et al.Meta−analysis of Transcatheter Aortic Valve Implantation in Patients with Stenotic Bicuspid versus.Tricuspid Aortic Valve[J].The American Journal of Cardiology, 2021, 145: 102−110.

[32] Capoulade R, Larose É, Clavel M, et al.460 Impact of calcification measured by dual−source computed tomography in aortic valve cups, annulus and root on hemodynamic severity of tricuspid and bicuspid aortic valve stenosis[J].Canadian Journal of Cardiology, 2011, 5（27）: S228−S229.

[33] Gammie J S, Chu M W A, Falk V, et al.Concomitant tricuspid repair in patients with degenerative mitral regurgitation[J].N Engl J Med, 2022, 386（4）: 327−339.

[34] 张志东, 马杰, 安景辉, 等.现代心脏外科学[M].长春: 吉林科学技术出版社, 2016.

[35] 唐颖.心脏黏液瘤的发生、特征和分子生物学机制[J].中国循环杂志, 2017, 32（7）: 719−720.

[36] 马佳, 袁义强, 孟祥光.心脏黏液瘤临床诊治的进展性研究[J].肿瘤基础与临床, 2018, 31（1）: 91−93.

[37] 周明阳，杨秀滨，华琨，等.1106例心脏黏液瘤患者的临床特征分析及术后复发因素研究[J].中国胸心血管外科临床杂志，2022，29（10）：1337-1341.

[38] 王成军.心脏黏液瘤诊断与治疗的研究进展[J].社区医学杂志，2014，12（19）：6-8.

[39] Miyake C Y, Del Nido P J, Alexander M E, et al.Cardiac tumors and associated arrhythmias in pediatric patients, with observations on surgical therapy for ventricular tachycardia[J].Am Coll Cardiol, 2011, 58（18）：1903-1909.

[40] Combes M, Rottey S, De Backer T.Cardiovascular toxicity of cancer treatment[J].Acta Clin Belg, 2011, 66（4）：260-266.

[41] 宋书田，周岊梧，张彬，等.原发性心脏恶性肿瘤的诊断与外科治疗经验[J].中国心血管杂志，2008，13（4）：268-270.

[42] 冯润林，华结，奎翔，等.转移性心包黏液样脂肪肉瘤1例报道并文献复习[J].中国癌症杂志，2021，31（3）：227-230.

[43] 刘开宇，田海，蒋树林.心脏恶性肿瘤的诊断与外科治疗[J].中国胸心血管外科临床杂志，2014，21（4）：461-464.

[44] 王维铁，许日昊，刘云，等.心脏肉瘤的诊疗现状[J].中国肿瘤，2015，24（11）：934-937.

[45] 武鸿美，陈玉，肖泽斌，等.单中心689例心脏肿瘤的临床病理学分析[J].中华病理学杂志，2019，48（4）：293-297.

[46] 张丽，王虹，万毅新.以肺部阴影就诊的心脏恶性肿瘤二例并文献复习[J].实用肿瘤杂志，2019，34（5）：457-460.

[47] Palaskas N, Thompson K, Gladish G, et al.Evaluation and management of cardiac tumors［J］.Curr Treat Options Cardiovasc Med, 2018, 20（4）：29-43.

[48] Meng Q, Lai H, Lima J, et al.Echocardiographic and pathologic characteristics of primary cardiac tumors: astudy of 149 cases［J］.Int J Cardiol, 2002, 84（1）：69-75.

[49] 甘玲，汪伟，刘山俊，等.心脏恶性肿瘤心肌超声造影表现的初步探讨[J].临床超声医学杂志，2018，20（5）：302-305.

[50] 孟晶晶，赵宏磊，卢霞，等.^{18}F-FDG PET/CT对心脏占位性病变的诊断价值[J].中华核医学与分子影像杂志，2020，40（6）：351-356.

[51] 陈长城，刘硕，许李力，等.原发性心脏恶性肿瘤的手术疗效[J].心肺血管病杂志，2015，34（4）：265-269.

[52] 赵鹏英，刘瑞生，孙伟，等.手术治疗原发性心脏恶性肿瘤2例[J].临床心血管病杂志，2022，38（2）：167-168.

[53] 张冬梅.超声心动图用于急性心肌梗死合并室壁瘤诊断中对疾病检出率的影响[J].影像研究与医学应用，2022，6（1）：97-99.

[54] 康萍，陈恩琪，刘美含，等.超声心动图诊断心肌梗死再灌注治疗后合并后间隔室壁瘤穿孔1例报道[J].中国实验诊断学，2023，27（2）：182-184.

[55] 陈良才.左心室室壁瘤外科治疗效果的临床研究[D].北京：北京协和医学院，2022.

[56] 周生辉，缪黄泰，聂绍平.急性心肌梗死后左心室室壁瘤的临床特征及诊治进展[J].中华全科医学，2018，16（8）：1349-1354.

[57] 蒋英硕，陈鑫，徐明，等.心肌梗死后左心室室壁瘤外科治疗254例临床分析[J].中华外科杂志，2020，58（5）：369-374.

[58] 张辉锋，宋溢娟，曲红培，等.超声与MRI在诊断心肌梗死后左心室室壁瘤中的应用[J].中国CT和MRI杂志，2018，16（11）：69-71，78.

[59] 朱筱，郑健康，苟峻琦，等.心肌梗死后左心室壁瘤的治疗进展[J].心血管病学进展，2018，39（4）：655-658.

[60] 公锐.心室壁瘤的诊断标准及预后影响因素[J].中国心血管病研究，2011，9（5）：390-394.

[61] 黄信生，周其文.左心室室壁瘤的外科治疗[J].心肺血管病杂志，2012，31（2）：220-222.

[62] 中华医学会心血管病学分会，中国医师协会心血管内科医师分会肺血管疾病学组，中国肺栓塞救治团队（PERT）联盟.急性肺栓塞多学科团队救治中国专家共识[J].中华心血管病杂志，2022，50（1）：25-35.

[63] 刘冰洋.多学科肺栓塞应急救治团队建设的发展现状[J].中国循环杂志，2019，34（3）：305-308.

[64] 中华医学会呼吸病学分会肺栓塞与肺血管病学组，中国医师协会呼吸医师分会肺栓塞与肺血管病工作委员会，全国肺栓塞与肺血管病防治协作组.肺血栓栓塞症诊治与预防指南[J].中华医学杂志，2018，98（14）：1060-1087.

[65] 中华医学会心血管病学分会，中国生物医学工程学会心律分会.抗心律失常药物临床应用中国专家共识[J].中华心血管病杂志，2023，51（3）：256-269.

[66] 中华医学会心电生理和起搏分会，中国医师协会心律学专业委员会.室性心律失常中国专家共识基层版[J].中华心律失常学杂志，2022，26（2）：106-126.

[67] 于世龙.心律失常治疗的某些进展[J].临床心血管病杂志，2006，22（8）：449-450.

[68] 王民英，郭平，石丽，等.心脏移植术后患者出院随访的最佳证据总结[J].中华现代护理杂志，2021，27（18）：2406-2411.

[69] 中国医生协会心力衰竭专业委员会，国家心血管病专家委员会心力衰竭专业委员会，中华心力衰竭和心肌病杂志编委会.围生期心肌病诊断和治疗中国专家共识2021[J].中华心力衰竭和心肌病杂志，2021，5（1）：3-16.

[70] 王喆.《中国心力衰竭诊断和治疗指南2014》解读[J].中国临床医生杂志，2016，44（5）：14-16.

[71] 郭尚耘，许乐.原位心脏移植的手术配合[J].中华护理杂志，2002，37（2）：144-145.

[72] 李绍平，潘剑.急诊与创伤外科学[M].兰州：甘肃科学技术出版社，2017.

[73] 于向东.心肌炎[M].2版.北京：中国中医药出版社，2005.

[74] 梁伟.引发心肌炎的那些病因盘点及治疗指南[J].保健文汇，2020（24）：3.

[75] 彭程飞，韩雅玲.《2023年欧洲心脏病学会心肌病指南》解读[J].临床军医杂志，2023，51（10）：997-999.

[76] 《中国成人肥厚型心肌病诊断与治疗指南2023》部分更新要点[J].实用心脑肺血管病杂志，2023，31（3）：73.

[77] 成人暴发性心肌炎诊断与治疗中国专家共识[J].内科急危重症杂志，2017，23（6）：443-453.

[78] Kociol R D，Cooper L T，Fang J C，et al.Recognition and Initial Management of Fulminant Myocarditis: A Scientific Statement From the American Heart Association[J].Circulation，2020，141（6）：e69-e92.

[79] 焦青萍.心肌炎[M].北京：中国医药科技出版社，2009.

[80] 王聪霞.心肌炎临床研究与进展[M].西安：西安交通大学出版社，2016.

[81] Nagai T，Inomata T，Kohno T，et al.JCS 2023 Guideline on the Diagnosis and Treatment of Myocarditis[J].Circulation journal: official journal of the Japanese Circulation Society，2023，87（5）：674-754.

[82] Pelliccia A，Solberg E E，Papadakis M，et al.Recommendations for participation in competitive and leisure time sport in athletes with cardiomyopathies，myocarditis，and pericarditis: position statement of the Sport Cardiology Section of the European Association of Preventive Cardiology（EAPC）[J].European heart journal，2019，40（1）：19-33.

[83] 高成山，金辉，毛国璋，等.闭合性心肌损伤的诊断和治疗[J].江苏医药，2007，33（9）：950.

[84] 张哲，高松，郑勇，等.钝性心脏挫伤的临床分型及治疗[J].山东医药，2004，44（33）：23-24.

[85] 缪青松，丛德刚.心肌挫伤诊治临床研究进展[J].中华胸心血管外科杂志，2022，38（10）：631-633.

[86] Arbelo E，Protonotarios A，Gimeno J R，et al.2023 ESC Guidelines for the management of cardiomyopathies[J].European heart journal，2023，44（37）：3503-3626.

[87] 中华医学会医学遗传学分会遗传病临床实践指南撰写组.遗传性心肌病的临床实践指南[J].中华医学遗传学杂志，2020，37（3）：300-307.

[88]　中华医学会儿科学分会心血管学组儿童心肌病精准诊治协作组，《中国实用儿科杂志》编辑委员会.中国儿童肥厚型心肌病诊断的专家共识[J].中国实用儿科杂志，2019，34（5）：329-334.

[89]　国家心血管病中心心肌病专科联盟，中国医疗保健国际交流促进会心血管病精准医学分会"中国成人肥厚型心肌病诊断与治疗指南2023"专家组.中国成人肥厚型心肌病诊断与治疗指南2023[J].中国循环杂志，2023，38（1）：1-33.

[90]　中华人民共和国国家卫生健康委员会.特发性心肌病诊治指南[J].中国实用乡村医生杂志，2019，26（5）：13-16.

[91]　中国医师协会医学遗传医师分会，中华医学会儿科学分会罕见病学组，中国罕见病联盟，等.肌营养不良蛋白病遗传学诊断专家共识[J].中华医学遗传学杂志，2023，40（8）：909-914.

[92]　张松，邱露虹，刘颖娴，等.《2023年JCS心肌炎诊断和治疗指南》解读[J].协和医学杂志，2024，15（2）：320-327.

[93]　李思懿，公威，赵冠棋，等.急性心肌梗死后心脏破裂临床预测因素研究现状[J].中华急诊医学杂志，2020，29（3）：437-442.

[94]　Hao W，Lu S，Guo R，et al.Risk factors for cardiac rupture complicating myocardial infarction: a PRISMA meta-analysis and systematic review[J].Journal of investigative medicine，2019，67（4）：720-728.

[95]　Roberts W C.Cardiac rupture during acute myocardial infarction diagnosed clinically[J].Coron Artery Dis，2018，29（2）：95-96.

[96]　张晶晶，张静，高传玉，等.急性心肌梗死后室间隔穿孔患者的预后及相关因素分析[J].中国心血管杂志，2022，27（6）：543-547.

[97]　Lu Q，Liu P，Huo J H，et al.Cardiac rupture complicating acute myocardial infarction: the clinical features from an observational study and animal experiment[J].BMC cardiovascular disorders，2020，20（1）：409.

[98]　王俊男，于越，奚望，等.钝性心脏损伤的临床研究进展[J].创伤外科杂志，2021，23（5）：391-394.

[99] Huis In't Veld M A, Craft C A, Hood R E.Blunt Cardiac Trauma Review[J].Cardiology Clinics, 2018, 36（1）: 183-191.

[100] 汪曾炜, 刘维永, 张宝仁.手术学全集 心血管外科卷[M].北京: 人民军医出版社, 1995.

[101] 刘新民, 陆召麟, 滕卫平.中华医学百科大辞海 外科学 第1卷[M].沈阳: 沈阳出版社, 2004.

[102] 曲鹏.实用心血管急症[M].大连: 大连出版社, 1995.

[103] 吴孟超, 李家顺.外科学及野战外科学[M].上海: 第二军医大学出版社, 2002.

[104] 尹文, 黎军, 赵威, 等.新编创伤外科急救学[M].北京: 军事医学科学出版社, 2014.

[105] 贾洪盈, 许顶立.临床心血管内科急诊学[M].北京: 科学技术文献出版社, 2009.

[106] 高世明, 李旭, 郭晓东.现代医院诊疗常规[M].合肥: 安徽科学技术出版社, 2002.

[107] 范利华, 吴军, 牛伟新.损伤与疾病[M].上海: 复旦大学出版社, 2014.

[108] 张志东, 马杰, 安景辉, 等.现代心脏外科学[M].长春: 吉林科学技术出版社, 2016.

[109] 李绍平, 潘剑.急诊与创伤外科学[M].兰州: 甘肃科学技术出版社, 2017.

[110] Mark G, Jeremy C, Susanna P,et al.心血管急重症诊治[M].钱海燕, 黄凯, 俞梦越, 等译.北京: 科学出版社, 2017.

[111] 崔焱.儿科护理学[M].6版.北京: 人民卫生出版社, 2001.

[112] 任祖海.伤口愈合的基本原则[EB/OL].（2024-03-12）.https://www.uptodate.com/contents/zh-Hans/basic-principles-of-wound-healing.html.

[113] Kumari N, Bhandari S, Ishfaq A, et al. Primary Cardiac Angiosarcoma: A Review. Cureus. 2023;15(7):e41947.